协和医生答疑丛书
荣获国家科学技术进步奖
中国医学科学院健康科普研究中心推荐读本

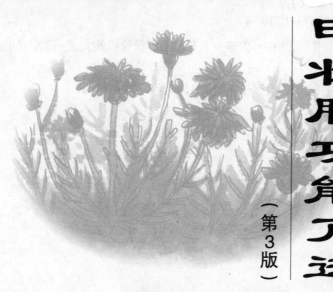

甲状腺功能亢进（第3版）

310个怎么办

主编　白　耀　连小兰

编者（按姓氏笔画排序）

王定邦	白　耀	刘子文	刘玉华
连小兰	苏金萍	张福泉	周觉初
徐蕴华	高维生	唐伟松	康增寿
董亚秀	鲍秀兰		

 中国协和医科大学出版社

图书在版编目（CIP）数据

甲状腺功能亢进 310 个怎么办（第 3 版）/ 白耀，连小兰主编. —3 版.
—北京：中国协和医科大学出版社，2015.7
（协和医生答疑丛书）
ISBN 978-7-5679-0310-4

Ⅰ. ①甲… Ⅱ. ①白… ②连… Ⅲ. ①甲状腺机能亢进-诊疗-问题解答
Ⅳ. ①R581.1-44

中国版本图书馆 CIP 数据核字（2015）第 072630 号

协和医生答疑丛书
甲状腺功能亢进 310 个怎么办（第 3 版）

主　　编：白　耀　连小兰
责任编辑：许进力

出版发行　**中国协和医科大学出版社**
　　　　　（北京市东城区东单三条 9 号　邮编 100730　电话 010-65260431）
网　　址：www.pumcp.com
经　　销：新华书店总店北京发行所
印　　刷：三河市龙大印装有限公司

开　　本：710×1000　1/16 开
印　　张：14.75
字　　数：180 千字
版　　次：2015 年 8 月第 3 版
印　　次：2021 年 10 月第 4 次印刷
定　　价：35.00 元

ISBN 978-7-5679-0310-4

丛 书 序 言

　　"协和"是中国医学的金字招牌，也是许多中国百姓心中最高医学水平的象征。正是如此，全国各地近些年如雨后春笋般地出现许许多多的"协和医院"。但医学界知道，"协和"有北京、武汉、福建三个老牌医院；对于北方的大多数人而言，"协和"特指北京协和医院和北京协和医学院。

　　"北京协和"联系着黄家驷、林巧稚、张孝骞、吴英恺、邓家栋、吴阶平、方圻等一位位医学泰斗，也联系着一代代"新协和人"的劳动创造。这里有科学至上、临床求真、高峰视野、学养博深等闪光品格，也有勤学深思、刻苦务实、作风严谨、勇于创新等优秀精神。

　　"协和医生答疑丛书"是协和名医智慧和经验的总结，由北京协和医学院和北京协和医院众多专家参与编写，体现了这些专家对疾病的认识和对患者的关怀，更重要的是展示了他们多年甚至是一生临床诊疗的丰富经验。

　　"协和医生答疑丛书"因为其科学性、权威性和实用性，获得中国科普图书最高奖——国家科学技术进步奖二等奖。协和专家长期从事专业工作，写作语言并不十分通俗，也不够活泼，但这些在医学巅峰的医学专家写出了自己独特的经验和独到的见解，给读者尤其是患者提供了最科学最有效的建议。

　　几十年来，全国各地成千上万的患者为获得最好的治疗，

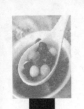

辗转从基层医院到地市医院，再到省级医院，最后来到北京协和医院，形成"全国人民上协和"的独特景观。而协和专家也在不断总结全国各级医院的诊疗经验，掌握更多的信息，探索出更多的路径，使自己处于诊治疑难病的优势地位，所以"协和"又是卫生部指定的全国疑难病诊疗指导中心。

"协和医生答疑丛书"不是灵丹妙药，却能帮您正确认识身体和疾病，通过自己可以做到的手段，配合医生合理治疗，快速有效地康复。书中对疾病的认识和大量的经验总结，实为少见，尤为实用。

袁 钟

中国医学科学院健康科普研究中心主任

前　言

协和医生答疑丛书系列之一的《甲状腺功能亢进310个怎么办?》第3版问世了。

20多年前由白耀教授牵头,与北京协和医院多学科从事甲状腺疾病工作的十余位专家一起,根据大量病人提出的问题和多年临床实践的体会,编写了《甲亢255个怎么办》(第1版)。该书采用提问的方式,以通俗易懂的语言,针对甲亢的发病、诊断和治疗等方方面面,进行了较为详尽的解答,不仅满足了甲亢病人及其亲属的需求,解除了他们的疑虑和紧张的情绪,增强了抗病的信心和手段,也扩充了大众对甲亢防治的认识。出版后深得读者好评,先后印刷出版多次。

十年前对255问以加补充、整理、编辑,于2005年以《甲亢300个怎么办》出版了第2版。作为畅销书,内容贴近病人的实际,深受广大读者、病人及家属的青睐和欢迎,经过5次印刷,仍不能满足需求。小书在书店和市场上仍经常脱销。该书作为协和医生答疑丛书中系列的重要成员,一并获2006年度国家科技进步奖二等奖。

为满足读者的需求,近来,应邀编写《甲状腺功能亢进310个怎么办》第3版。仍由白耀教授率队,秉承前两版立意和撰写手法,内容在第2版基础之上,结合医学的进步,社会的发展,做了不少增减和补充。内容包括甲亢的发病、临床表

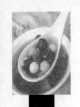

现、检查、诊断、治疗方法及儿童、孕产妇的特殊人群和特殊表现等。与前两版比较，第3版修订幅度较大，涵盖了国内外最新的甲亢相关科学研究的指南、理念和进展。

相信本书第3版的出版，将更好地服务于大众、满足读者的需求。

感谢各位参加编写的著者和出版社。不足之处，望请指正。

编　者

2015. 6. 30

目 录

一、甲亢的概述

二、甲亢的临床表现

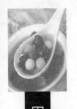

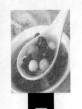

三、甲亢的治疗

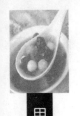

目录

/ 7 /

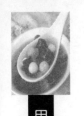

四、甲亢的并发症

五、甲亢的后果和预防

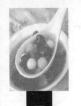

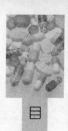

八、甲亢与外科

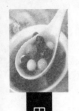

九、甲亢与核医学科

十、甲亢与眼科

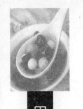

十一、甲亢与皮肤病

十二、甲亢与放射治疗

十三、甲亢与护理

甲亢的概述

1. 什么是甲亢？甲亢病是怎么回事？

甲状腺功能亢进症，简称"甲亢"，这个医学方面的专用名词，对很多人来说并不陌生，它是一种发病率很高、临床很常见的内分泌系统疾病。

我们每个人的颈部（脖子）前边的下方，天生长着一大块形状像蝴蝶（又像古代战争中防御时用的甲状盾牌）一样的组织，叫作甲状腺，如图。

甲状腺能够制造、储存和释放甲状腺激素（包括含有四个碘的甲状腺素，通常称作 T_4 和含有三个碘的三碘甲状腺原氨酸，通常称作

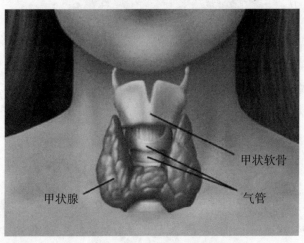

图　人体甲状腺的外观形态与位置

甲状软骨

气管

甲状腺

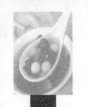
T_3）到身体的血液里，这些看似微不足道、含量很少的物质，却能够调节、管控整个人体的正常生理代谢，维持身体各个系统、器官和组织的正常功能，使人们得以在复杂的环境中正常的生活和工作。一旦由于某些因素的影响，甲状腺过多地产生了甲状腺激素，血液中的甲状腺激素明显地超出正常含量，就会使身体的很多生理功能发生紊乱，失去平衡，引起一系列的特殊的病态反应和临床表现，医学上将这种情况叫作甲状腺功能亢进症（甲亢）。

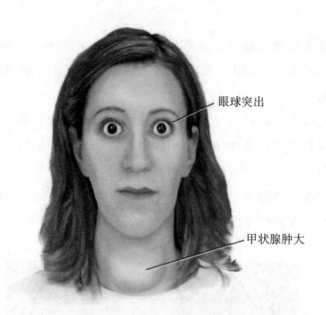

眼球突出

甲状腺肿大

图　典型的甲亢病人的外貌

2. 甲亢常见吗?

甲亢是一种常见病。一般认为在人群中占 1%～2%，就是每100～200 个人当中就有一个甲亢病人，也有人统计发病率在 2%以上，甚至更高，尤其是城市里的居民，比生活在农村的居民发病率更高。

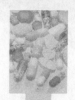

甲亢的发生与人们所处的社会环境密切相关，第二次世界大战中，欧洲一些国家的居民，由于对战争的恐慌和生活不安定，甲亢发生显著增多，在战争结束以后，发病率就明显下降了。近年来，不少专家学者认为，随着人们社会生活和工作的节奏不断加快，饮食中碘含量的增多，甲亢的发病率在明显增加。甲亢不只是医院里内分泌专科的常见病，在各个医院的外科、心脏科、妇产科、儿科、眼科、皮肤科、核医学科、放射治疗科等多个学科，甚至于神经精神专科，也常能见到就诊的甲亢病人。

3. 哪些年龄和哪种性别的人容易得甲亢？

甲亢最多发生在20~40岁的青年和中年女性，但是，从婴儿、儿童、少年，到年过古稀的老人，均不例外，都有可能患甲亢，而且，在女性当中，远比男性多见，通常见到女性甲亢病人是男性的4~6倍。

4. 甲亢近年的发病人数在增多，这是为什么？

近年来，患有甲亢的病人在增多。这不只是社会上人们的观察和议论，临床医生也观察到这一现象，不少医学文献和一些专业的流行病学调查资料都显示出甲亢的发病率较过去有明显增加。

分析一下，甲亢发病率增加的可能原因有：

（1）随着社会的进步，经济的发展，改革开放的不断深化，人们生活和工作节奏的加快，事业和工作的压力日趋明显，以及对一些群体来说，长年累月过度的精神紧张，是甲亢发病率增加不可忽视的因素。

（2）观察资料显示，在一些人群中，碘盐和碘制剂不适当或过量的补充，或较长期的使用，也是甲亢增多的重要原因。

（3）随着医学科学的进步，医生认识的深化，医疗单位先进检查手段的开展和应用，对轻型的和临床表现不典型的甲亢病例能够得以早期发现，并且对一些临床表现相近或类似的病例以往难以区分，而现在有不少病人可以明确查出是甲亢，如一些神经功能紊乱、更年期综合征、心肌炎等。

（4）广大群众文化水平的提高，医学知识在人群中的不断宣传、普及和深入，病人、家属和周围人群之间的信息交流，医疗保健网络的逐步形成、启动、普及和深入，对甲亢病人的早期发现和检出提供了可能。

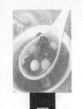 **5.** 甲亢仅只有一种类型吗？还是包括多种类型？

有很多原因可以引起甲亢。

由甲状腺本身的原因引起的甲亢包括有甲状腺普遍增大的毒性弥漫性甲状腺肿（又叫作 Graves 病，医学书中翻译成格雷夫斯病），甲状腺上长有小结节（疙瘩）的毒性结节性甲状腺肿、甲状腺炎症、甲状腺肿瘤以及过多地服用或注射了含碘的食物或药物引起的碘甲亢等。其中，毒性弥漫性甲状腺肿最为多见，占各种原因引起甲亢的 80%～90%，其次是结节性甲状腺肿和甲状腺炎引起的甲亢。

此外，脑垂体和妇产科疾病和一些孕妇在分娩后也可引起甲亢，但比起前面提到的原因则少见得多。也有一些病人，或是自己误用或是因医生的建议，不适当地过多服了甲状腺激素，也可能发生甲亢。

确切地说，甲亢是一大类疾病，不仅仅只是由一种原因引发的疾病。

6. 甲亢是属于良性还是恶性疾病？能够治疗好吗？

从前边介绍的甲亢发病原因来看，绝大多数的甲亢是属于良性的，目前的医疗水平完全可以治愈，虽然有些甲状腺癌可以有甲亢表现，但那是非常罕见的。

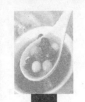

二

甲亢的临床表现

7. 甲亢最具有特征性的表现有哪些?

甲亢是影响全身的疾病,甲状腺激素在甲状腺形成以后,通过血液的携带,到达身体的各个部分,可以说是对人体各个部分"无孔不入"。所以,得了甲亢以后,全身的组织和器官都会受到影响,其中对循环、神经和消化等系统方面的影响更加突出。

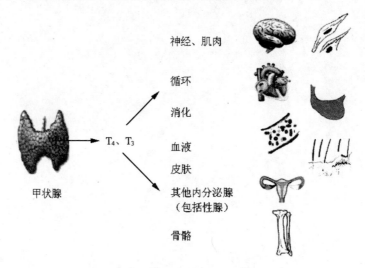

图 甲状腺激素与全身各系统的关系

本病常见的表现临床有:食量大、容易饿、吃得多,但不长胖,反而消瘦,体重减轻;得病后常感觉疲乏无力;还有怕热,即使冷天也比没得病的正常人穿得少,出汗较多;心慌、心率加快,不少人在不活动的时候，每分钟心率也常在 100 次以上；得病以后变得容易急躁，好激动，多语、好动，睡眠差，手臂颤抖；不少病人得病以后脖子肿大，变粗；病人眼睛变鼓或突出。很多病人得了甲亢以后，全身的肌肉萎缩，严重的时候，人就像皮包骨一样。以上提到的这些，是多数甲亢病人常见表现描述的梗概，也不是每个得甲亢的病人都会有这些现象，很多人得病以后，上边介绍的这些表现或是很轻、不明显，或只能见到其中的一部分，常常不能被认识。

这里举一个甲亢的典型病例：

24 岁，女性，北京某公司的会计，2013 年 2 月 6 日来医院就诊，病人平素工作较忙，于每月末及年终加班加点工作后常有头晕，乏力，失眠。近几个月，周围同事发现病人逐渐消瘦，二十几天来，病人常觉心慌，最初在活动以后明显，逐渐在休息时心率也加快，测量脉搏每分钟多在 100 次以上，与此同时，常感觉手发抖、发颤，持笔写字或拿筷子时更厉害，并感觉容易累，怕热，爱出汗，脾气大，容易生气，易急躁，而且食量明显增多，主食从病前的每天 250 ~ 300 克，渐增加至每天 500 克（1 斤）左右，在两餐间还需要加吃些零食，人逐渐消瘦，1 月内体重下降 5 公斤。病后常有失眠，大便次数每日 2 ~ 3 次，有时 4 ~ 6 次，均为成形便。曾服过几副中药，效果不明显。过去身体健康，12 岁月经初潮，平时月经规则，近 3 个月后错，间隔短，血量少。未婚。母亲在年轻时因大脖子病做过手术。检查时见身高 167 厘米，体重 48 公斤，表情较紧张，多语，好动，皮肤有汗，面部及胸前的皮肤有几处色素脱失斑，双手有颤抖，双眼球均稍突出，视物清楚，甲状腺大，质地软，心律整齐，心率 104 次/分。双侧小腿胫骨前方有局限的片状暗红肿胀斑。化验检查：血中甲状腺激素各项指标均高于正常，血糖比正常人的水平略微升高。

甲亢除了本身病变引起的表现，还会有由甲亢的合并症引起的一些表现。甲亢的合并症，如图。

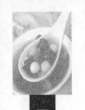
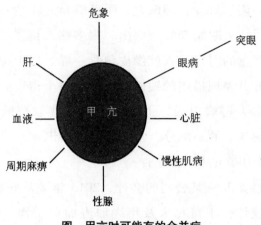

图　甲亢时可能有的合并症

8. 甲亢病人的脖子都增粗吗？

　　由甲状腺本身的疾病，像毒性弥漫性的、结节性的、甲状腺炎及甲状腺腺瘤引起的甲亢，甲状腺常常肿大，一眼看上去病人的脖子是增粗了。这种肿大的甲状腺一般不严重，很少会压迫颈部甲状腺以外的其他组织，不会引起憋气，或有压迫邻近组织的症状，在不同病人之间甲状腺肿大的程度不一样，可能差别很大。通常病人甲状腺肿大的程度和甲亢病情的轻与重没有直接的关系。也就是说，甲状腺大的，甲亢病情不一定严重，而甲状腺肿大不明显的，甲亢病情却可能较重。

　　由脑垂体、妇产科的疾病、妊娠分娩和用碘过多以及病人因某种原因多用了甲状腺激素引起的甲亢，病人的甲状腺是不肿大、不增粗的。

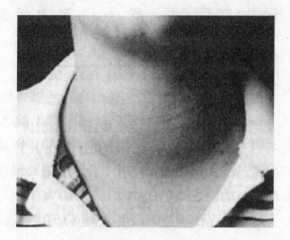

图　甲亢病人肿大的甲状腺

9. 脖子大的人都是甲亢吗？

通常一般人说的脖子指的是颈部，而甲状腺是长在颈部的前下方。甲状腺增大，脖子的前下方就变粗。如果甲状腺稍稍肿大，就会被隐隐约约的看出来（有的也不十分明显）。肿大明显的，可以一目了然的辨认出来，甲状腺肿大严重的，腺体向前边和（或）向两侧突出，可以变得和脖子的粗细一样大，甚或比原来的脖子还要大，但这种情况并不多见。有些人的脖子增粗是由于颈部的脂肪和肌肉（俗话说的固体的油和肉），并不是甲状腺。

大脖子可能是甲状腺增大，而甲状腺增大并不一定有功能增强（亢进）。过去在缺乏碘盐的地区或女孩子在青春发育期，均常能见到有甲状腺肿大。因为他们的甲状腺功能正常，医学上分别叫作缺碘性甲状腺肿和单纯性甲状腺肿，都不是甲亢，只有当病人的甲状腺肿大，同时又有功能增高才是甲亢。有些有甲状腺肿大的病人，非但没有甲亢，反而表现的是甲状腺功能减退，与甲亢恰好相反。

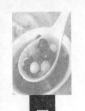

10. 医生在颈部（脖子）前边听到有血管杂音就是甲亢吗？

甲状腺是人身体最大的内分泌器官，供应给甲状腺的血管比较多，血流非常丰富，正常情况下每分钟通过甲状腺的血流量大约为100～150毫升，病人患甲亢以后，甲状腺的血流明显增加，可较没病的正常时增加数倍。妇女在妊娠时，由于身体的需要增加，血流会加快，在甲状腺部位血流也是如此。

血液在血管里流速加快，此时，用手触摸血管部位就会感到有颤动，借助听诊器就能听到嗡嗡的声音———血管杂音。

甲亢时，在不少病人的甲状腺部位，可以听到血管杂音，这对诊断和弄清甲亢是有帮助的，但听到血管杂音这只是甲亢的一个表现，听不到杂音并不能说明没有甲亢。另外，有5%左右的正常妊娠妇女，在她们的甲状腺部位也可听到血管杂音。

有些有心脏病或大血管病的病人，有时在颈部也能听杂音，杂音也可从胸部的心脏或大血管向上传导到甲状腺。

11. 甲状腺上有结节（疙瘩）是得了甲亢吗？

成年人在甲状腺上长结节（小疙瘩）是很常见的，尤其是长有多个结节，更常见。有人统计，在人群当中，甲状腺上长有结节的发生率可达4%，这是一个非常大的群体，而且女性比男性多得多。

大多数甲状腺上有结节的病人，不一定影响甲状腺的功能，也就是说，这些病人的甲状腺功能可能是正常的，只有很少数甲状腺有结节的病人，同时伴有甲亢。这种病人就是得了毒性结节性甲状腺肿。得病的病人多半是中老年的女性，病情及症状较轻，常常缺少甲亢的常见表现，很容易被忽略。

这里举两个病例，一个是甲状腺有结节不伴有甲亢的，另一个是伴有甲亢的。

结节性甲状腺肿的病例：某女士50岁，2周前检查身体时，医生发现病人的颈前有几个结节。经仔细询问时，病人除了诉说：近几天脖子前边稍微有些不舒服外，没有感觉心慌，也不觉乏力、怕热，饮食、睡眠、大小便也都与平时没有两样。几年来体重变化不大，基本稳定。检查时见病人没有急性和慢性病容，眼睛不突，甲状腺显示中等度大，可以摸到几个大小不等的、中等硬度的结节，心率82次/分钟，肺及腹部均未发现异常。查血时显示甲状腺功能正常，经过放射性核素扫描见到甲状腺的两叶有多个"温结节"，血中抗甲状腺抗体不高。未予特殊处理。已经在门诊随查4年多，一切均好。这个病例诊断为单纯性结节性甲状腺肿。

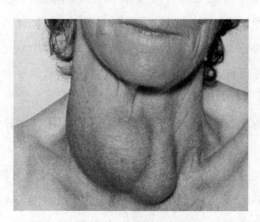

图　结节性甲状腺肿

再举一个毒性多结节性甲状腺肿伴有甲亢的病例：某女士54岁，9个月前出现心慌、怕热、多汗、失眠，而进食情况和过去相比无改变，此后不久，脖子变粗，常觉气短、憋气，有时吞咽受到影响，大便每日3~4次，在3个月内体重下降了9千克。来医院时见消瘦明显，稍显兴奋，皮肤有汗，甲状腺明显肿大，心率84次/分钟，手有些抖。查血中 T_3 明显升高，甲状腺核素扫描显示甲状腺明显肿大，并有多个"温结节"和"冷结节"。气管 X 线片显示气管受压、变窄。后经用抗甲状腺药治疗，又做了甲状腺大部切除手术。

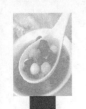

12. 心慌就是得了甲亢病吗？

人们感觉心里发慌，常常是由于心率加快引起的。心率增快，可以因为心脏本身有病引起，也可因为全身或身体其他部位的疾病引起，譬如感冒发热、感染、肺部疾病、贫血等都可能使病人的心率加快，心率超出正常。心脏病本身的疾病，常见的有心肌炎，或者有心律紊乱或心脏功能不良时，心率也可以加快。临床上，有不少青年或中年女性，神经功能失调，即常说的神经官能症、神经功能紊乱，很多病人的心脏神经功能失调，心率加快，病人常常感觉心慌，由此看来，心发慌的原因很多，虽然得甲亢时病人感觉有心慌，但不等于说，有了心慌的感觉就是得了甲亢病。如果经常出现心慌，还应该想到：心慌是否还可能是由于别的疾病引起的。

13. 心律不齐有可能是得了甲亢病吗？

心律不齐就是指病人的心脏跳动的不规律，忽快忽慢，或连续跳动几下，停一下，或心跳动得极不规律，强弱快慢不等。后者在医学上叫作心房纤维性颤动，简单的称为心房纤颤或房颤。房颤只有在心脏本身有病时才会发生。老年人有冠状动脉硬化性心脏病（冠心病）时，会出现房颤。一些中年或壮年的甲亢病人，也可有房颤出现。不少时候，房颤的出现常常是老年甲亢病人的一个重要和突出的临床表现。

举一个以房颤为主要表现的甲亢病例：某女士 62 岁，半年前，在劳累后突然感觉心慌，自己摸脉搏摸不清楚，感觉脉搏跳得不整齐，1 小时后自行好转。以后，大约每 1~2 个月没有明显原因就会犯 1 次。近 1~2 月发作频繁，几天就犯 1 次，用治疗心脏病的药效果不明显。半月前，在一次发作时，用强心药静脉注射有效。来看病的前 1 周，每日发作 4~5 次，每次可持续 3~8 个小时。详细了解病史，病后稍有怕热，出汗，1 年内体重下降了 6 千克。检查身体时见到皮肤潮湿，甲状腺稍大，在甲状腺上可摸到大小不等的多个结节，心率 80~90 次/分钟，心律不齐，手伸出有抖动。血甲状腺激素明显增加，心电图检查为心房纤颤，治疗后，随着甲亢的好转，未再有过房颤出现。

14. 甲亢时有心慌是伴有心脏病吗？

心慌是甲亢病很常见的临床表现，可以是就诊时重要或唯一的主诉。甲亢时由于病人体内甲状腺激素增多，使得全身代谢旺盛，心脏血管方面的表现更加明显，在没有体力活动时，心脏的跳动也会加快、增强，病人就会有心慌的感觉。这时，病人的心脏本身并没有病，是正常的。所以说甲亢时有心慌并不是伴有心脏病了。

15. 吃的多就是甲亢吗？

甲亢病人常有进食的数量和得病以前相比，会增加很多，正餐吃的多，或者餐后愿意加餐，喜欢吃零食。通常人们的认识和理解：得甲亢以后吃得多，但这并不等于说某个人的饭量大，吃饭多，就是得甲亢了。青年人在长身体、正在发育的时候，食量会明显增加，俗话说"半大小子，吃死老子"，就是这个意思。另外，发病占人群大约 10% 的糖尿病，患病后在病情还没有得到控制的时候，也会表现出吃得多，很多人进食虽多，人却不胖，这种病人喝水多，尿量也大，即常说的"三多一少"（吃得多，饮水多，尿得多，体重减少）。还有，

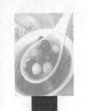

一些脑部的疾病，也会有食量增多，但这种情况非常少见，病人同时还有许多其他临床表现，如肥胖、睡眠和体温调节障碍等。所以说，一个人如果吃得比以前多要想到患甲亢的可能，并不是说他一定是得了甲亢。

 16. 体重减轻都是患了甲亢吗？

甲状腺激素有一个很重要的生理作用，就是调节身体的代谢功能，在甲状腺激素分泌增多时，身体的新陈代谢就会增加。病人得了甲亢以后，多数病人由于体内代谢旺盛，体重会逐渐减轻，有的病人可能在短短的几个月里体重会减少几千克，甚至十几千克。有些甲亢病人，因为在短期内消瘦明显，体重大大减少，而被怀疑是得了癌症。

然而，还有不少病人，像是得了胃肠道疾病，会引起拉肚子，大便次数可以从每日一次增至每日二三次，或更多，体重也会减轻；有些人有偏食习惯，摄入营养不合理；还有些人因为怕长胖，有意识地少吃东西，减肥；也有的是得了其他的疾病如结核病、肝炎、糖尿病或其他慢性病，以上情况，都会引起病人的体重下降。当然，如果病人得了恶性肿瘤，体重也会下降，但是人群中得肿瘤的概率毕竟是非常少的。

 17. 腹泻都是甲亢吗？

甲亢病人由于甲状腺激素增多，胃肠道的活动是增加的，病人容易饥饿，大便次数比患病前增多，可从病前的每天或隔天一次，变为一天两三次，或者更多，大便量也可增多，很多病人的大便稀软，或不成形，但很少有腹痛，也没有便后还想再便即所谓"里急后重"的感觉。有些上了年纪的老年病人，大便次数增多常常是甲亢病的最早或突出的表现。而肠道本身的疾病，如慢性炎症或其他肠道疾病，也会引起拉肚子，需要和甲亢区分。

举一个以腹泻为突出表现的甲亢病例：某男士老人，69 岁，因为间断腹泻已经 3 年多来看病。在 3 年以前，没有任何原因出现了腹泻，大便从原来的每天 1 次增加到 6~7 次，便的外观为稀糊状或水样，有时伴有上腹轻微疼痛；同时容易饥饿，常常每天吃 8~9 两（400~450 克）主食，和患病前相比饭量明显增多，以为是得了胃肠道疾病，但用各种治胃病的药都无效。后来，出现心慌，夜间有时有些憋气。3 年中体重下降了 13 千克，来医院检查时，消瘦明显，皮肤稍有潮湿，甲状腺略微肿大，心率每分钟 108 次，还有心律不齐，血里甲状腺激素升高，诊断是甲状腺结节伴有甲亢，做放射性碘治疗后，甲亢表现消失，大便恢复正常。

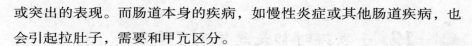

18. 甲亢病人会有食欲减退吗？

甲状腺激素可以使身体的新陈代谢增高，典型甲亢病人，在病情没有被控制以前，大多表现食欲旺盛，食量大增。即便如此，在每日的三顿正餐以外，仍觉容易饥饿，需要加餐。这种表现在甲亢病人中屡见不鲜，也是甲亢病常见的一个特征。

也有一少部分病人，得甲亢以后，食欲反而减退，进食减少，经过治疗，甲亢逐渐被控制后，进食情况也渐渐得到改善，食量反比患病时增多了。有的学者认为，病后食欲减退者，约占甲亢总数的 15%，为什么在甲亢病情严重的时候病人进食减少，究其原因，可能和疾病影响、干扰了胃肠等消化器官的功能有关，另外，肝脏功能有改变，减退或受到损坏，此时可能还没有达到足以能被化验出来的程度，这也可能是引起食欲减退的原因之一。

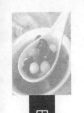

19. 手发抖时都是患甲亢了吗？

甲亢时病人的神经系统和肌肉系统均处于兴奋状态，患病以后手发抖是较常见的。有的病人在拿筷子、用笔写字或持物的时候手抖的明显，是不自主的，多半是病人自己控制不了的。当甲亢病情严重、对神经、肌肉影响严重的时候，不只是双手，胳膊或双腿也可见到有不自主的颤抖。甲亢时病人出现手抖与否，和病情轻重没有直接的关系，换句话说，甲亢可以表现有手抖，但是也可以手抖表现并不明显。少数甲亢病人，可以是因手颤抖作为唯一异常表现去看病的。另外，一些神经和肌肉系统本身的疾病也会表现有肢体的颤抖。

如果手抖是由于甲亢病引起的，在甲亢治好以后，手抖也就会自然消失、治愈。

20. 甲亢会使病人的记忆力减退吗？

得了甲亢，病人全身的各个系统和器官的功能都会较患病前有所增强，处于紧张和兴奋状态，表现最明显的是神经、循环和消化系统。神经系统的突出表现是容易激动、爱生气、脾气急躁、多语、好动、兴奋、失眠。有时思想不容易集中，还经常能见到四肢或全身抖动，极少数病人患病后可表现身体衰弱，疲乏无力，精神萎靡，淡漠，表情抑郁。记忆力减退在甲亢病人中很少见到。但是，患病时间较长的病人，有神经功能紊乱，可出现一系列神经衰弱的症状，使得甲亢的临床表现变得复杂化。神经衰弱时病人常诉说有记忆力减退，当然在神经衰弱时，除了记忆力减退以外，还会有其他许多神经功能异常的表现。根据病人总体表现，通常医生能够将一般的神经功能紊乱和甲亢加以区分开的。

得了甲亢以后，在一般情况下，病人的记忆力是不会减退的。短期内出现的思想不容易集中等现象，经过有效的治疗以后，完全能够恢复。

21. 甲亢病人会有精神不正常吗？

甲亢病人由于血里的甲状腺激素增加，全身的各个系统和组织都会受到影响，神经系统功能紊乱在临床上很常见，病人表现精神紧张，情绪容易激动，脾气急躁，爱生气，甚至爱和别人吵架，这些表现经常见到。甲亢严重的可以发生精神错乱，极个别的以为是得了精神病，而收住在精神病医院。但是，对这些病人，只要细心了解病史，观察病情，仔细进行体格检查，及时化验血中的甲状腺激素，甲亢和精神病是能够区分的。

22. 甲亢和抽搐有关系吗？

甲亢时病人的神经系统是处在兴奋状态，容易激动，爱生气，脾气急，多语，好动，失眠，有时手有颤抖，但从个人多年的临床经验及文献记载资料观察，极少见到甲亢有抽搐或癫痫的发作。

有甲亢存在，会使病人原先已经有的疾病病情加重。癫痫和甲亢都是较常见的疾病，如果两种病同时存在，甲亢就会使原来潜在的抽搐诱发和加重，这是容易理解的，当着甲亢经过处理被控制以后，原有的抽搐随之也就自然减轻或消失了。

23. 甲亢病人，感觉全身没有劲是怎么回事？

很多人得了甲亢以后，突出的感觉是浑身乏力、没劲儿，不愿意多活动，上楼费力，有时感觉在休息时、甚至卧床的时候，也觉得累。这是由于甲亢病人，甲状腺激素增多，身体的新陈代谢加快，能量的消耗较平时多。此时，虽然病人进食不少，能量来源和补充较前充足，但能量的利用及消耗更加明显、突出，加之，在患病以后，全身的肌肉萎缩、消瘦，此时机体应付一般的日常活动，也成了过重的负担，更会感到疲乏无力。甲亢经过治疗后，常在较短时期（几个星期）内，无力、没劲儿的感觉会明显得到改善，甚至于完全消失。

24. 患甲亢后四肢会不能动（软瘫）吗？

偶尔可以见到，在得甲亢以后，两侧的胳膊和腿会突如其来的不能动弹（出现软瘫），这种情况发生在双侧的下肢较为常见。犯病的时候，软瘫可以持续几十分钟，有的可持续几个小时或数日，发病的频繁程度，因人而异，人和人的差别很大，常常可以见到：过多和过重的体力活动，或是饭吃得过饱，尤其是糖类饮食容易使得软瘫发生。软瘫这种情况在甲亢并不常见，但常常因为发病突然，来势凶猛，发病后需要去医院进行急诊处理。

这是甲亢的一种不常见的合并症，是完全可以控制和治愈的。

25. 甲亢病人都有眼睛突出吗？

甲亢病人眼睛（眼球）突出一般说来可由两方面原因引起，一方面是由于神经兴奋，使得眼皮（眼睑）向后（上眼皮向上，下眼皮向下）退缩，结果就使得眼睛显得突出了，这种不是真的眼突；另一方面，病人因为身体免疫功能的改变，使得眼球确实向前鼓出来了。前者称假性突眼，后者是真性突眼，也叫浸润性突眼。

因为甲亢的病情较重，神经兴奋性增加，使病人的眼皮向后收缩，可以见到眼睛有些突出的这一种，眼球突出的不明显，这在甲亢中不少见。

病因与免疫功能紊乱密切相关的毒性弥漫性甲状腺肿病人，伴有突眼的也较常见。有研究认为，绝大部分这种类型的甲亢，得病以后，或多或少都有眼睛的改变，而半数以上病人，临床上可以看见并可查出眼睛鼓出来，有的病人同时还会有眼泡肿胀。严重时，可有复视（视物影像成双），甚或视物模糊，视力也受到影响和损伤。这种突眼或眼睛的相关改变，并不是当甲亢的病情越重的时候越厉害，常见的是：在甲亢病情重的病人，伴随严重突眼的反而较少。从发病原因上考虑，甲亢和突眼可能是由于某些相同免疫发病机制引发的、但又是表现不相同的两种各自独立的疾病。

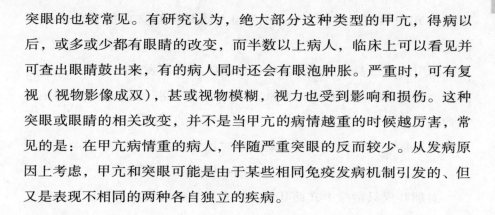

26. 眼球突出都是甲亢吗？

临床上眼睛（眼球）突出指的是：病人的眼球与自己没得病时正常情况相比，向外突（鼓）出来了。或者说，从正前方观察时，见到病人的眼睛黑眼珠以外的四周均能看到白眼珠了，正常情况仅只黑眼珠的左右两边能看到白眼珠，上下是看不到的。医学上对有或无突眼的判定有明确的标准，采用突眼测量仪很容易弄清病人是否真的有眼球突出。

甲亢时有相当多的人有眼球突出，据说在毒性弥漫性甲状腺肿病人中，有1/3～1/2的病人可有突眼。然而，眼睛本身的疾病，如眼球后的发炎、肿瘤、血管异常、出血等同样可引起突眼。此时，多数病人为一侧眼睛突出，双侧同时突出的比较少；全身的疾病也有表现为眼睛突出的，如血液病、肿瘤等，这些非常少见。

所以说，甲亢时可以有突眼，而眼球突出的不一定都是甲亢，需要认清，加以区分。

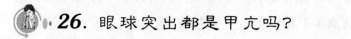

27. 甲亢会有贫血吗？

甲亢病人可能同时存在血液方面的异常，有的作者提到，有贫血

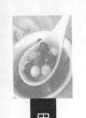
的在甲亢中可占 8%～57%，甲亢病人同时存在贫血的程度多半不严重。

患甲亢时，身体由于营养物质的吸收和代谢发生障碍，生血的重要物质如铁和维生素代谢的紊乱，以及因为代谢旺盛、血中红细胞的寿命缩短等因素，都可以是甲亢时引发贫血的原因。

甲亢伴有的贫血，在甲亢病情经过治疗被控制以后，就会得到纠正。因此，在甲亢有贫血时，积极治疗甲亢非常重要。

对那些仅只治疗甲亢而其贫血没有明显好转的病人，除治疗甲亢以外，必要时还要同时补充铁剂。通常见到，病人在治疗后甲亢的病情已经好转，而贫血需补给铁剂后才会有效果。

得甲亢以后，需要吃营养丰富的膳食，如肉类、蛋类和新鲜蔬菜等，在伴有贫血时，这点更加重要。

28. 小腿前边肿胀和甲亢有关系吗？

少数甲亢病人的小腿前边的皮肤可有肿胀，医学上称作胫骨前黏液性水肿。检查时除了有一般的甲亢表现外，还有单侧或两侧小腿前方的皮肤变的粗糙，颜色较深，有些暗红，不疼不痒，用手触摸时质地稍硬，可以感到有些硬结。这些皮肤改变，轻的只在小腿前或足背部见到，稍重时整个小腿都会有，严重的时候波及整个下肢，下肢以外部位罕见。

胫骨前黏液性水肿为良性发展过程，目前尚缺少非常有效的治疗方法，有自愈案例，但极少。

29. 甲亢病人会有发热吗？

得了甲亢以后，因为体内周围血管的扩张，有些病人会感觉身上（皮肤）发热。甲亢病情较重的病人，由于全身新陈代谢旺盛，确实可以有体温升高，一般来说只会是低热，多半在 38℃ 以下。甲亢病本身的发热很少有超过 38℃ 的。

甲亢是由于病人体内的甲状腺激素增多引起的。甲状腺激素可以使机体的代谢增强，产热增多，这就是引起低热的原因。但是，病人同时有末梢血管扩张，血液循环加快，散热也比平时多，产热和散热犹如水涨船高，相互抵消。所以，临床见到的多数甲亢病人，病时的体温并不升高，或升高不显著。

甲亢病人测量体温，如果超过了 38℃，特别是体温明显升高时，应该考虑是否同时还有其他感染，有没有身体的某个部位发炎；不可一味地就认为发热是甲亢本身引起的，因为感染会使甲亢病情加重，严重的可诱发甲亢危象。如果有发炎存在就应该及时加用消炎药，原来用的治疗甲亢的药也需要临时增加用量。

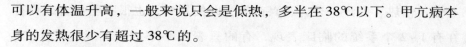

30. 患甲亢以后，病人会若无其事、没有任何感觉吗？

通常人们对自己身体不舒服（患病）的感觉和耐受因人而异，譬如同样是发热 39℃ 的病人，有的病人照常可以登高上楼不间断的工作，而有的连站立都觉得困难，早已卧床了。

甲亢的早期或病情轻的，症状不多或不明显，常常不被察觉。有些时候，虽有些异常，如仅仅容易兴奋、着急、心慌或者体重减轻，但不严重，也不经常出现，常容易被忽略。一般来说，得甲亢以后，或多或少的会有些主观和客观的表现，那些只有在查血时才被发现和检出患甲亢的病例，是非常少见的。

31. 甲亢病人，比较少见的临床表现有哪些？

有些人得了甲亢以后，没有前面谈到的那些常见的临床表现，如心慌、怕热、多汗、乏力、兴奋等，即使是有，也很不明显，或只存在有 1~2 个系统的临床表现，有的只表现心率加快，或心律不齐；有的突出的是大便次数增多，前者常常以为得的是心脏病，后者往往使人想到的是得了胃肠方面的疾病。有些病人是以体重减轻作为唯一或主要表现，以为是得了糖尿病或是恶性肿瘤。极少数病人在得病以后，不但精神不兴奋，反而精神萎靡不振，这种情况仅只见于老年人和身体极度衰弱的病人，在年轻的甲亢病人中是非常罕见的。所以，给及早发现本病带来困难，常常被误以为是患了其他疾病，不能得到及时和有效的治疗与处理。

32. 有哪些表现要想到是得了甲亢，需要去医院检查就诊？

甲亢常见的表现有吃得多，容易饿，多吃但不长胖，反而消瘦，体重减轻；大便次数增多；病人常感觉疲乏、无力，懒于活动；还有容易怕热，冷天穿衣服也比别人少，爱出汗或出汗多；心慌，心率加快，在休息时心率也比一般人快，活动后心率增快恢复正常时间比常人慢；和平时相比易激动、多语、好动、兴奋、手抖、睡眠差，不少人脖子变粗、肿大，也有的眼睛变鼓（突出）。如果有这些表现，就要想到可能得了甲亢。既不必惊慌，但也不可听之任之，应该及早去医院检查，弄清病情真实情况。

33. T_3 型甲亢是怎么回事？

通常甲亢病人在没有进行治疗时，血中的 T_3（三碘甲状腺原氨酸）和 T_4（四碘甲状腺原氨酸）含量都是增高的，病情严重时增高的幅度更加明显。但甲亢中有 3%~13% 的病人，病后血中仅 T_3 升高，T_4 含量仍然在正常水平，这是甲亢的一种少见类型，称作 T_3 型甲亢。

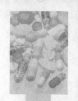

有人说本病的另一个特点是临床表现比较轻，T_3 型甲亢的治疗原则和一般常见的甲亢病人基本相同。

34. 淡漠型甲亢是怎么回事？

有些甲亢病人的临床表现和通常甲亢时的较兴奋、动作多、易激动等表现正好相反，如感觉身体衰弱、乏力、倦怠、精神淡漠、萎靡不振、表情抑郁，医学上称为"淡漠型甲亢"，这种类型的甲亢可发生在年龄较大的或体质极度衰弱的病人，由于临床表现和一般常见的甲亢很不相同，正好相反，容易漏诊或者误诊，如遇到并怀疑是这种类型病人，特别需要仔细询问病史，进行全面的身体检查和化验。

淡漠型甲亢非常罕见。

35. 甲亢危象是怎么回事？

甲亢危象是指甲亢病人的病情，在较短时间之内极度增重，以至于危及生命的严重合并症。除了小儿、儿童很少见到，其他任何年龄甲亢病人都可能发生。

甲亢危象出现时，全身各个系统和器官的功能紊乱，比出现危象以前明显的加重。危象时的表现主要有高热（39℃或者更高）、大汗，心率明显加快，常在每分钟 130～140 次或以上，还有神经方面（如精神变态、烦躁不安、嗜睡）、消化方面（恶心、呕吐、腹泻明显）、循环方面（心律失常、平时只能采取坐位，不能平卧）等严重的器官功能紊乱的表现。

随着医学的进步，医学知识的普及，近年来，甲亢病人发展为甲亢危象的非常少见，但这是甲亢的一种特别严重合并症，病人及病人的亲属和医生都需要给予足够的重视。

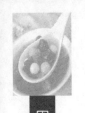

36. 体重没有明显减少或长胖，一定不是甲亢吗？

甲状腺激素可以增强机体的新陈代谢，甲亢就是病人的甲状腺激素产生过多引起的，因此，得了甲亢以后，由于代谢旺盛，病人的体重会明显减轻，这在甲亢病人是很常见的，也是诊断甲亢一个很重要的临床参考内容和尺度。但是，如果病人的病情较轻，或是在得病的早期，体重减少可能不明显，有些青少年病人，病后甚或比病前略微胖些，这多半是由于进食后的合成代谢超过疾病引起的分解代谢的关系。由此可见，得了甲亢以后体重减轻是常见的表现，而仅只是因为没有明显的体重下降，或略有长胖，就说不是或排除甲亢的诊断，这是不全面的。

37. 胖甲亢是怎么回事？

一般来说，病人得甲亢以后，体重减轻、消瘦，这是甲亢常见的和较突出的表现。这是由于甲状腺激素增多，机体的新陈代谢增高产生的结果。但是有极少数病人，得了甲亢以后，体重不但不减少，或改变不大，甚或体重增加，人们称这种情况为"胖甲亢"。这种现象在儿童甲亢中有时可能遇到。此时不易被发觉，容易忽略、漏诊或误诊。

胖甲亢的形成可能是甲亢病情处在早期，体内分解代谢还没有超过合成代谢，或是处于两种代谢的相持或平衡阶段，身体内的分解过程和合成过程大体相同。随着病情进一步发展，消耗多于生成时，体重就会逐渐减轻了。

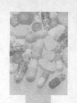

38. 同一个家庭中，可以存在多个甲亢病人吗？

临床上最常见的甲亢——毒性弥漫性甲状腺肿，主要是因为病人体内免疫功能紊乱引起的，本病有遗传倾向，也就是说，甲亢女病人生下的孩子得甲亢病的机会比没有患甲亢的妇女要多。

同一个家庭的几代人当中，可以见到多个甲亢病人，这种情况不少见，我们曾经见到一个家庭成员人数并不是很多的家庭中，先后共有 12 个人患有甲亢。

甲亢患病是有一定的遗传因素，但不是每一个甲亢女病人生下的孩子都注定要得甲亢。从现实情况来看，得甲亢的概率毕竟是很小的。

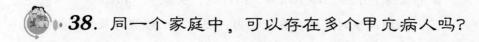

39. 在治疗甲亢时，病人如果发生了甲状腺功能减退（甲减），临床有哪些表现？

甲亢病人不论是用抗甲状腺药，或是选用甲状腺切除手术，或用放射性碘（同位素）进行治疗，都有可能产生甲状腺功能减退（甲减），不同的是有的产生的甲减是暂时的，经过一段时间后甲状腺功能可以恢复正常；有的功能减退则永久存在，这种情况就需要长期使用甲状腺激素替代、补充治疗。

不论甲状腺功能减退是暂时的，还是永久存在的，发生甲状腺功能减退的临床表现是一样的。

甲状腺功能减退就是由于经过治疗以后甲状腺产生的激素减少了，使得病人身体各系统的功能低下及代谢减慢。引起甲减后，病情轻的，只感觉疲乏无力、容易疲劳、身上发紧、发胀、想睡觉，解大便不畅；较重时，常见的临床表现有：

（1）怕冷，疲乏，无力，反应迟钝，动作减慢，声音低沉、发

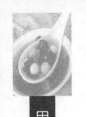
哑，面部及身上水肿，体重增加，出汗少，皮肤干、粗糙。

（2）病情严重时，还会有记忆力、注意力、理解力及计算能力减弱，听力下降，有些病人有感觉异常、麻木、嗜睡。

（3）有些病人在病情严重时，感觉心慌、气短，心率减慢，有时血压可能升高。

（4）不少病人有食欲减退，大便干燥，大便次数减少，甚至可有顽固性的便秘。

（5）病人还可有贫血、阳痿、月经不调等。

典型的甲状腺功能减退病人在查血时，可以见到血清甲状腺激素减少，促甲状腺激素（TSH）升高，血中的促甲状腺激素升高出现的更早。

甲状腺功能减退病情轻的，不一定会有前面提到的那些表现，甚至血里的甲状腺激素水平也在正常范围当中，仅见到血中促甲状腺激素检测的含量高出正常范围。

40. 小孩、老年人得了甲亢，他们的表现与青年和成年人一样吗？

小孩和老年人得了甲亢，临床表现和常发生在青年和成年人的甲亢表现不大一样。这里所说的小孩概念的年龄跨度较大，包括刚出生的新生儿、婴幼儿、学龄前及学龄儿童，还包括少年和已近发育完全的青年。在这十几岁年龄跨度中，身体和智力的生长和发育的变化差别很大。新生儿发生的甲亢，因为无法借助语言交流来了解病情，患儿吃奶量较多，爱哭，睡眠少和眼裂较大，大便多，体重增加较慢，这些可能就是甲亢的表现。随着年龄的长大，临床表现渐渐趋于明显和典型，十几岁小孩甲亢的临床表现，几乎和成人一样。

举一个儿童甲亢病例：某女童 8 岁，1 个月前出现低热，体温 37.2~37.8℃，平时玩耍如常，半个月前，家长发现患儿容易发脾

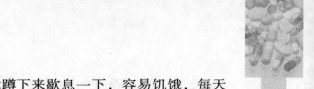

气，爱哭，易疲劳，走路时走走就蹲下来歇息一下，容易饥饿，每天进食 500～750 克主粮，大便每日 2～3 次，夜间多汗，体重 1 个半月减少近 2 千克，来诊时体重 22 千克，体温 37.4℃，皮肤有汗，眼裂稍大，甲状腺中度肿大，心率 120 次/分钟，双手细微抖动。血中甲状腺激素升高，经用他巴唑（甲巯咪唑）治疗，3 周后病情逐步好转，体重增加，总共用药 3 年，停药后已经随诊 4 年，情况良好。

老年人，特别是年过六七十岁的老年病人，得甲亢以后，和成年人相比，症状常常与典型甲亢病人不一样，很多人因表现为心脏病或腹泻来医院看病，也有的病人是因为体重下降明显或消瘦去医院就诊的。

再举一个以消瘦为突出表现的老年甲亢病例：某男士 70 岁，因为消瘦 4 个月来看病，近 3 个月来越来越瘦，从原来的 74 千克到看病时仅为 56 千克，饮食及大小便均正常，不觉心慌，也无怕热，脾气略微有些急躁，但和病前相比改变不大。因恐惧得了恶性肿瘤，曾在某大医院做过许多检查，结果都正常。来看病时见到皮肤略有潮湿，眼球不突出，甲状腺肿大不明显，心率每分钟 96 次，手在持物时有抖动，血中甲状腺激素略高，诊断为甲亢后，经抗甲状腺药物治疗，1 个月以后体重渐渐回升，4 个月时升至 66.5 千克。

在临床上，由于小儿（尤其是年龄较小的小孩）和老年人的甲亢表现常和成年人的甲亢不完全一样，还有这两组人群的化验检查也有各自的特点，一般来说，和成年、壮年相比，正常的老年人甲状腺激素偏低，小孩偏高，这些容易被忽略，应当正视。

41. 小儿甲亢在药物治疗期间会影响生长发育吗？

得了甲亢以后，增多的甲状腺激素，对正在生长、发育的小儿可能会有一些的影响。但经过满意的药物治疗，甲亢病情被控制，患儿

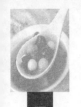

的生长、发育进程通常不会受到影响和干扰。经过恰当治疗，小儿的身高、体重、反应能力、智力（学习成绩），以及青春期的生理改变等，和同龄孩子相比，不会有什么差别，换句话说，有了及时正确的药物治疗，甲亢对患儿身体的生长、发育不会产生不良影响。

42. 甲亢与更年期有什么关系？

甲亢是常见的内分泌疾病，大多发生在女性，毒性弥漫性甲状腺肿多见于青、中年女性，而从整体甲亢的发病年龄情况来看，中老年发生各种类型的甲亢也不少见。

女性在45岁前后，由于性腺功能逐渐低减，引起内分泌功能紊乱，可能出现一系列的临床表现，如全身不适、乏力、焦虑、健忘、心烦、急躁、想哭、心慌、失眠、怕热，一阵阵地出汗，面部或上半身发热、潮红等。这就是人们常说的更年期综合征。这些和甲亢的常见的临床表现十分相像，但是本病的实验室检查结果和甲亢却不相同，血里的甲状腺激素水平不升高。

更年期综合征表现和甲亢表现虽然相似，但二者的处理方法不一样，在临床上应当仔细加以区分、确定。这两种病在中年以后的女性都比较常见，应当弄清病人患的是哪一种病。但病人同时发生两种病的机会也不少见，诊断时也应当考虑到。

如果甲亢与更年期综合征同时存在于同一病人身上，对于治疗效果和预后的判断，要仔细和恰当地进行分析，常常遇到甲亢在治疗后，症状有所改善，但不够完全，医生检查也见甲亢好转，甲状腺功能已经恢复正常，病人却一再认为甲亢没有控制，还有不少难受的感觉。实际上，病人所患甲亢已经控制，一些表现和不适感觉实际是由更年期综合征引起的，此时，需要治疗的不是甲亢，而是更年期综合征。

43. 甲亢和甲减相互的自发转换是怎么回事?

甲状腺功能亢进症(甲亢)和甲状腺功能减退症(甲减)是两类截然不同的常见的内分泌病和甲状腺疾病。一个功能旺盛,一个是功能低下。在这两类甲状腺病的发病原因中,免疫功能紊乱均可能是重要原因,罪魁祸首。常见的甲亢的发病原因是体内刺激甲状腺的抗体增多,而甲状腺功能减退的病因中,体内对甲状腺产生抑制作用的抗体增加。也就是说,甲亢与甲减二者都是免疫功能异常的疾病,但引发甲状腺功能异常改变却正好是源于相反的两种情况。

一些引起甲亢和甲状腺功能减退的甲状腺炎病人的血里,既有对甲状腺的刺激的抗体,也有抑制功能的抗体,在甲亢病情还没有好转时,很多病人血里仍然存在甲状腺刺激抗体,而甲亢病情好转后,刺激抗体就减少或是消失了,此时,可能原来存在的抑制抗体在起作用,就会发生甲状腺功能减退。这就是甲亢好转若干年后,为什么并没有用任何药物而产生甲减症的道理。相反,一些甲减病人也会变成甲亢,可能是同样道理。甲亢变甲减,甲减变甲亢,这两种情况临床虽能遇到,但并不多见。

44. 什么是亚临床甲亢?

亚临床甲亢是指病人没有或很少有任何自觉不适,医生在检查时也没有发现病人有明显的异常情况,查血时,病人的甲状腺功能,包括 T_3、T_4 均正常,而只有在给病人查血促甲状腺激素(TSH)时,所测数值较正常人减低。这里所说的促甲状腺激素的测定,一定要采用比较灵敏的检测方法,因为普通的放射免疫方法不够灵敏,正常值低限以至于不能被检测出来,难于用它检查出亚临床甲亢。

对于亚临床甲亢的处理,有不同的看法。因为亚临床甲亢可以是临床甲亢的发病早期，也可以是甲亢经过治疗以后，病情恢复的后期。关于前者，多数病人既然还未出现症状，就不急于治疗，而且亚临床转变为临床，或许还要经历相当长的时间；对 TSH 值检测很低的病例，有人主张适量药物治疗。而后者，甲亢正在治疗当中，维持原来治疗已经足够，不必增加任何新的措施。

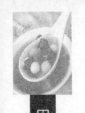 45. 什么是桥本甲亢？

桥本甲状腺炎是慢性淋巴细胞性甲状腺炎的另外一种称呼，这是一种属于良性过程的慢性免疫疾病，得病以后容易引起甲状腺的功能减退，在中老年女性中不少见，男性以及从小到老的各个年龄阶段的人群都可能发生。

常见的毒性弥漫性甲状腺肿引起的甲亢和桥本甲状腺炎同属自身免疫疾病，如果同时存在，医学上叫作桥本甲亢，这种情况临床不大常见。

有些桥本病在患病的过程中也有类似甲亢的表现，这需要和桥本甲亢加以区分。

桥本甲亢的处理多数是采用内科的药物治疗方法，但有些病人在必要的时候，也可以考虑进行手术或放射碘治疗。

46. 什么是产后甲亢？

这是发生在生产（分娩）以后的甲亢。它的诊断标准是：

（1）妊娠和妊娠以前没有甲状腺功能异常病史。

（2）生产以后一年之内发生甲状腺功能异常。

（3）病人血中检测不到普通甲亢独有的特殊抗体（促甲状腺激素受体抗体-TRAb）。

患产后甲亢病后通常可能经历三个阶段：

（1）甲亢期　发生在产后的 6 周到 6 个月，产后甲亢的临床表现时间不长。

（2）甲减期　甲亢期以后发生甲状腺功能减退。

（3）恢复期　随后甲状腺功能恢复正常。

产后甲亢的治疗原则：首先，只能用抗甲状腺的药物；其次，不需要像治疗一般甲亢一样——用药时间持续那么长久。

47. 劳累或精神紧张会得甲亢吗？

在毒性弥漫性甲状腺肿引起的甲亢发病过程中，外界环境影响常常是促使其发病的重要因素，而精神因素影响更加重要，这点倍受世人瞩目。很多学者观察到，随着人们在社会活动中节奏的加快，本病的发病人数正在明显增多。生活在城市里的人，比常年久居农村者，得甲亢的比例显著增多。不少新发病的病人，常常可以找出有明确的诱因，譬如紧张的升学考试，长期的生意或公务过度繁忙，加班加点，一段时间突击式地赶任务，以及生气吵架或遭遇突发事件等，都是常见的诱因。医学研究证明，精神应激可使机体血中肾上腺皮质激素增加，免疫反应增强、紊乱，致使甲亢发生。

不是任何一个人在有精神紧张的环境里或状况下，都要得甲亢，因为得病还需要有本身遗传方面的先决条件的存在。但是如果确实已经具有了相应的遗传条件，一旦出现了精神的过度紧张的诱因，就有可能患病。

遗传因素是个人不能选择的，而避免过度的精神紧张，在安排日常生活、学习和工作时，注意放松自己，劳逸结合，对每个人来说是可能做到的，从这个角度来看，应该说完全是有主动权的。

总之，精神紧张不等于一定会患甲亢，而适当的精神放松，确可以减少发病的概率。

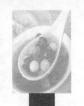**48.** 甲亢会遗传吗？

甲亢当中最常见的类型是毒性弥漫性甲状腺肿，这是一种有遗传倾向的疾病，临床上常见到一个家庭的几代人中可以有多个甲亢病人。毒性弥漫性甲状腺肿所引起的甲亢在同卵双胞胎间的发生率是明显增多的。实验研究观察发现，此种甲亢病人具有共同的遗传物质，说明遗传因素对本病的发病很重要。所以说甲亢病人所生下的后代得甲亢的机会比母亲没有甲亢的要多，但并不是说，患甲亢的妇女生下的孩子一定会得甲亢。

举一个有明显家族病史的甲亢病例：某女士 48 岁，在 18 岁时因为心慌、脖子粗、多汗、怕热，诊断为甲亢，曾经比较规律的用抗甲状腺药治疗 1 年半。三年已经过去了，半年前又出现上述症状，并有吃得多，但消瘦而来看病。家族中有 2 个姑姑均在 40 岁左右发现有甲亢，病人三姐妹中，其他二人在 25~35 岁时发现甲亢。来时检查见病人皮肤潮湿、手抖，甲状腺轻度肿大、质地中等，心率 110 次/分钟，化验检查时血中甲状腺激素水平明显增高，诊断甲亢，采用抗甲状腺药物治疗后进行甲状腺手术。

49. 吸烟和甲亢的发生有关系吗？

吸烟对甲状腺相关性眼病的不利和负面影响，文献中有不少报道和介绍，研究认为，吸烟可以影响甲状腺相关性眼病的过程，延后对治疗的反应，对治疗的反应差。

吸烟对一般甲亢的影响资料和研究不够多，对甲亢的发病影响报道也很少。

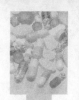

50. 甲亢病人容易伴随有其他免疫性的疾病吗?

最常见的甲亢类型——毒性弥漫性甲状腺肿是免疫功能紊乱引起的自身免疫疾病,在这种病人的身体里,有一种与自身器官(甲状腺)发生作用的物质——自身抗体。此种抗体作用于甲状腺,制造合成和分泌过多的甲状腺激素,因而得病。人类患有的自身免疫疾病和其他免疫疾病有很多种,有些和内分泌有密切关系,有些不是内分泌疾病。

毒性弥漫性甲状腺肿发生在某一个病人身上可单独存在,仅只得甲亢一种病,也可同时和其他免疫疾病的一种或几种同时或先后存在。和此种免疫异常引起的甲亢同时存在的其他免疫疾病,较常见的有白癜风、糖尿病,除此以外,还有重症肌无力、恶性贫血、肾上腺皮质功能减退、类风湿关节炎、肾小球肾炎、斑秃、硬皮病、红斑狼疮、干燥综合征以及血小板减少性紫癜等。虽然理论上讲可有上述的这些情况,但实际临床上几种病同时存在还是很少见的。

知道了这些,对更多的认识本病的发病原因,熟悉临床表现,正确诊断以及进行全面有效地治疗都是有意义的。

51. 毒性弥漫性甲状腺肿是怎么引起甲亢的?

毒性弥漫性甲状腺肿又叫作 Graves 病,医学书籍中翻译成格雷夫斯病,是甲亢中最常见的一种,大约占整个甲亢病的 80% ~ 90%。所说的毒性,不是甲状腺肿有毒,而是甲状腺功能增高,也就是甲状腺功能有增强、亢进。本病的原因还不完全清楚,一般认为它和遗传、身体免疫功能的异常改变以及外界环境变化都有关系。

人们早就认识到本病与遗传的关系,在病人的家庭里,除病人本人,还常可见到同辈的兄弟姐妹或上代的亲属(父母、姑姨、叔伯等）当中，也可有一个或者几个患甲亢的；不少资料介绍，在单卵的双胞胎病人当中，甲亢的发生机会明显增多。很多学者指出，血中存在某类型的人类白细胞抗原的人容易得甲亢，而且这与人种和地域也有关系。这些都说明遗传对本病的发生是很重要的因素。

外界环境改变对甲亢的产生也相当重要，尤其是精神方面的影响，不少甲亢病人，得病前常能找出明确的较强烈的精神刺激因素，像升学考试、工作极度繁忙，超负荷的加班加点以及吵架，生气等，还有过多地摄入高碘食物以及身体的感染发炎也可能是引起甲亢的原因。

固有的身体本身的遗传关系和外界环境影响，使机体的免疫功能产生了紊乱，最终病人的甲状腺产生了过多的甲状腺激素，而得甲亢。

不是任何一个人有精神方面的刺激都会得甲亢，只有体内的遗传因素引发了生理上的不正常才会得病，在日常生活中，人们所处的周围环境和条件相差不多，同样受到外界的不良刺激，有的人就得了甲亢，有的人却不得，就是这个道理。

52. 甲亢的发生和感染有关系吗？

医学研究资料发现，在肠道的感染以后，能够产生类似对甲状腺有刺激作用的物质，可能诱发甲亢。

然而，在甲亢临床工作中，感染与甲亢的发生的相互联系很少，甲亢病人得病以前，很少有身体受到感染的明确例证。

尽管从发病学的研究角度，毒性弥漫性甲状腺肿引起的甲亢可能涉及身体的感染问题，但在临床和现实生活中，大可不必紧张，不是身体一有感染就会得甲亢。

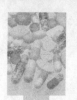

53. 得了甲亢以后，会传染给周围的人吗？

甲亢中最多见的是毒性弥漫性甲状腺肿和毒性结节性甲状腺肿，前者占甲亢的大多数，主要是免疫功能紊乱引起的，后者与遗传基因的突变有关系，这两种类型的甲亢都不会有传染。

亚急性甲状腺炎在得病的早期（几周之内），不少病人有甲亢表现。原因是亚急性甲状腺炎是病毒感染引起的，如同感冒一样，病毒通过人们的呼吸道会相互传染，因为个体体质的不同，经病毒感染后有些有可能得亚急性甲状腺炎，也有可能不得；而得了亚急性甲状腺炎以后，也不一定都出现甲亢。

有些慢性淋巴细胞性甲状腺炎（或称桥本甲状腺炎）可以伴随甲亢，但是这种炎症不是由细菌或病毒引起的，它的病因是病人体内免疫功能紊乱。既然本病不是由感染引起的，当然就不会传染。其他较少见类型的甲亢，都不会对周围人群有传染。

54. 有人说吃甲状腺激素会引起甲亢，这种说法对吗？

目前，医院药房供给和市面上出售的甲状腺激素有左旋甲状腺素钠片（优甲乐、雷替斯和加衡），有时还有甲状腺片（甲状腺干片），这些药物医疗上主要用于治疗甲状腺功能减退的病人，有时也用来治疗其他甲状腺病。不论是出自哪种治疗考虑，如果用量适当，只要是使病人的甲状腺功能维持在正常状态，就不会给机体带来不良影响。但是如果用药量超出病人的生理需要剂量，或药物在体内不能很好地进行代谢，使血中的甲状腺激素水平升高，时间长了，就会引起甲亢。

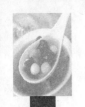

55. 医源性甲亢是怎么回事？

由于医疗的需要，例如为了医疗检查，病人需要服甲状腺激素（左旋甲状腺素钠）；还有甲状腺手术以后的甲状腺激素的替代治疗；甲状腺功能减退病人的补充治疗；病人本人为了某种目的或需要，如有些人为了减肥，服了甲状腺激素。不论是出于哪种目的，当使用剂量过大时，血中的甲状腺激素水平超出正常，均可出现和甲亢完全一样的临床表现。在医学上叫作医源性甲亢。

医源性甲亢的临床表现和常见的甲亢一样，有心慌、出汗、怕热、手抖。严重的还有易饿、腹泻、兴奋，甚可有体重减轻等。如果遇到有这些情况，需要去看医生。如果病人情况确实必须用药，此时，在医生指导下可以适当减少药量，否则，应该停药。

举一个医源性甲亢的病例：某女士24岁，做表演工作，身高165厘米，体重近70千克。平时饭量不大，有些体力活动，每日骑自行车上下班，听朋友说吃甲状腺激素可以减肥，得知这个"好的"信息，打算体验尝试一下。近1~2个月在附近大药房购买两瓶优甲乐，每天吃两片，有时还一天吃三片。吃药的一周以内，自觉没有任何不舒服的感觉，体重略有减轻。10天过后，休息的时候，也有心慌，容易出汗、手抖，大便从原来每日1次增加到每日2~3次，后去医院检查，医生考虑病人的上述症状与服甲状腺激素有关，建议停止服甲状腺制剂，大约2~3周后，上述不适表现逐渐好转。

56. 过多食碘，对发生甲亢有什么影响？

碘是一种微量元素。人维持体内内环境稳定和正常新陈代谢，需要一定数量的碘。人类碘的来源，主要是通过饮水和饮食，进食的碘含量每日约150微克，长期碘进量过多或者过少都会使得体内代谢紊乱，产生疾病。碘入量过少会产生碘缺乏病，脖子增粗（碘缺乏的大脖子病），有些还有智力的改变。碘入量过多、过大也会引起大脖子病（高碘性甲状腺肿），还会诱发甲状腺炎（慢性淋巴细胞性甲状腺炎），碘过多也会产生甲亢，这种甲亢医学上称为碘致甲亢或碘甲亢。

所以说，碘是人体必需的、不可缺少的微量元素，饮食中不能缺少，但一要适量，而不是多多益善，那种长期的过量（或者超量）补充碘的做法对身体不一定必要，说不定会弄巧成拙，得不偿失。

 57. 一些常用含碘药物中的碘含量有多少？

表　一些常用含碘药物中的碘含量

药物	碘含量
口服或局部用药	
胺碘酮	每片 75mg
含碘维生素	每片 0.15mg
碘甘油	每片 15mg，25mg/ml
碘化钾	每片 145mg，24mg/ml
饱和碘化钾溶液	每滴 38mg
肠道外制剂	
10%碘化钾溶液	85mg/ml
局部抗菌药	
碘酊（碘酒）	40mg/ml
放射造影剂	
碘油	380mg/ml
碘番酸	每片 333mg
胺碘苯甲酸	308mg

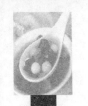

58. 治疗心律不齐的药物胺碘酮（可达龙）和甲亢的发生有关系吗？

　　胺碘酮又称可达龙，是常用的治疗心律不齐的药物，在口服时，有 50% 能够被吸收，常用的口服剂量是每次 200 毫克，每日 3～4 次，最大剂量可达每日 1000～1500 毫克。

　　每片可达龙中的碘含量相当于 75 毫克的碘，或相当于复方碘溶液（卢戈氏液）12 滴，这是一种含碘浓度较高的溶液。

　　服用可达龙后，在人的甲状腺方面可能出现甲状腺功能亢进或功能减退，也可能出现其他的不良反应，这些都和所用可达龙的剂量的大小，以及用药时间的长短密切相关。

　　在治疗心律不齐使用可达龙时，需要密切观察病人的甲状腺功能，定期化验血，对本来就已经有甲状腺疾病或对碘过敏的人，应当慎重使用，或禁止使用。

59. 通常说的 T_3、T_4、TSH 各代表什么？

　　甲状腺产生的主要激素是包括了甲状腺素和三碘甲状腺原氨酸，它们在甲状腺里边制造好以后，分泌释放到血液中供身体利用。甲状腺素英文叫作 thyroxine，包含有四个碘原子，简单称之为 T_4；三碘甲状腺原氨酸英文为 triiodothyronine，含有三个碘原子，简单称作 T_3。现在认为，T_3 是主要起作用的激素，而 T_4 是供给产生 T_3 的原料，它虽也有作用，但比 T_3 弱得多。甲状腺受脑子（下丘脑）分泌的激素的调控，而直接的是受脑垂体所产生的促甲状腺激素的调节，促甲状腺激素简称由三个英文字组成，这三个英文字的字头为 TSH。临床上常说的测 T_3，T_4，TSH，就是了解血中的甲状腺激素和促甲状腺激素水平的高低情况。

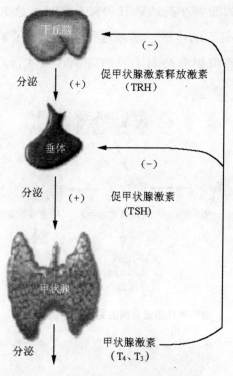

下丘脑

分泌 (+) 促甲状腺激素释放激素
(TRH)

(−)

垂体

(−)

分泌 (+) 促甲状腺激素
(TSH)

甲状腺

分泌 甲状腺激素
（T_4、T_3）

图　下丘脑-垂体-甲状腺关系示意图

60. 甲亢病人，有时需要取血检查游离 T_3、游离 T_4，这是为什么？

　　甲状腺激素在血里分做两部分，一部分是和蛋白质结合的，另一部分是不和蛋白质结合的，不论是 T_3 还是 T_4 都是如此，和蛋白结合的叫作结合型，不结合的叫游离型，通常用 FT_3 和 FT_4 来表示游离型 T_3 和游离型 T_4。结合型与游离型两种类型总共一起称为总 T_3 或总 T_4，一般提到的 T_3 及 T_4 就指的是总 T_3 或总 T_4。然而，只有游离的 T_3 及游离的 T_4 才会有生理功能。通常，在血中蛋白质含量正常的情况下，总

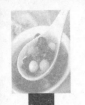

T_3和总T_4含量的多少，能够反映并代表游离T_3和T_4的多少，但当病人在妊娠期、使用口服避孕药或者肝和肾有病时，总T_3及总T_4就不能够代表游离T_3和游离T_4的水平，遇到这种情况，想了解甲状腺功能的真实情况，就必须查血里的游离T_3及游离T_4含量才行。

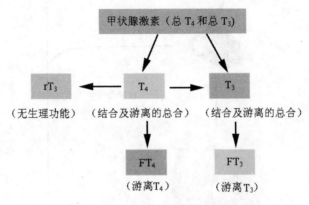

图　甲状腺激素间的关系（包括反T_3）

61. 甲亢病人有时需要检查血T_3U是为了什么？

T_3U是T_3摄取实验的简称，这个实验不代表血里的T_3，而是说明血里甲状腺激素和蛋白质结合的程度。正常人血里和甲状腺激素结合的蛋白质是较为固定的，在有些生理状态和病理情况时，此种蛋白质含量会有改变，或是增多，或是降低。譬如妇女在妊娠期间，与甲状腺激素结合的蛋白质会增加；还有妇女在使用女性激素或口服避孕药时，血里与甲状腺激素结合蛋白质也升高；血里甲状腺激素结合蛋白质增加的情况还见于正在患有急性肝炎，而有些疾病，像肾病、慢性肝病，以及用了肾上腺皮质激素（一般人指的激素）等，会使和甲状腺激素结合的蛋白质减少。

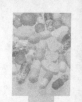

　　血中甲状腺激素结合蛋白质含量的改变，直接影响血里 T_4 和 T_3 的测定，增高和减低都会使检测数值受到影响。在甲状腺激素结合蛋白增加的时候，病人虽然甲状腺功能正常，血里测出的 T_4 和 T_3 水平却都是升高的，此时，血中 T_3U 水平则是减低的，由 T_4 或 T_3 与 T_3U 数学相乘计算出的游离 T_4 指数和游离 T_3 指数则是正常的，与病人实际甲状腺功能仍然能保持一致。也就是说，当条件不具备或在不能很好地测定游离 T_4 和游离 T_3 的时候，在病人体内甲状腺结合蛋白有改变的情况，仅只检测 T_4 和 T_3 及 T_3U，经过简单计算也能够准确、真实的还原和估计出病人实际的、真实的甲状腺功能。

62. 血中 T_3 和 T_4 升高就说明有甲亢吗？

　　在给病人检查血的时候，见到血清中 T_3 或 T_4 比正常人的数值高，对大多数人来说是有意义的，常说明是有甲亢存在。但是血里 T_3、T_4 增高的原因除了甲亢以外，还有一些譬如血中与甲状腺激素结合的蛋白质增高的情况：在妊娠期间；出生后一个月以内的新生儿；服了避孕药、女性激素；得了肝炎、胆病；或是吃过一些镇静药像奋乃静等；有的人因为遗传的关系，血里的甲状腺激素结合蛋白质也会增高。另外，还有一些情况，血里的 T_4 可以升高，如身体中有自身抗体，服了普萘洛尔（心得安）、甲状腺素，以及精神不正常时，血里的 T_4 均可能升高，并不能说明有甲亢存在，当然，这些情况都很少见。

　　所以，笼统地认为，只要检查出血中的 T_3 和 T_4 升高就是甲亢，严格地说，是不全面的，不对的。

63. 检查血里的 T_3、T_4 结果不升高，一定不

是甲亢吗？

　　甲亢病人进行血中 T_3 和 T_4 的化验检查，一般会是升高的。如果在

检查时发现病人的血液中 T_3、T_4 水平不升高，还不可以笼统地说：病人一定没有得甲亢。

所说的血中 T_3、T_4 不高，不等于病人的 T_3、T_4 含量真的不高。因为 T_3、T_4 的化验过程包括许多步骤，在测定时，任何一个环节出现问题，都会影响化验的准确性。譬如，检查人员的技术操作，试剂配制情况，测定药盒的质量，检测仪器效率和准确程度等，在测定中，任何一个或几个环节出了问题，都可能直接或间接的影响化验的结果和准确性，致使血 T_3、T_4 不升高。当然，引起测定假性升高（仅只是测定数值高）的情况也是有的。有慢性肝病和肾病，用了大量可的松或男性激素，以及患有全身的严重疾病，都会影响血 T_3、T_4 的检查结果，使得本来有病而增高的 T_3、T_4 的数值也会变的不高了。

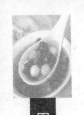 **64.** 海味饮食会影响血里 T_3、T_4 的检查吗？

近年，在各大医院对病人血中 T_3、T_4 的测定，多采用较先进的免疫放射或免疫化学发光法，检测的灵敏度非常高，相当精确，一般医院也多采用放射免疫法，后者比起前者灵敏度略低，但特异性也很高。T_3、T_4 在血里的含量非常少，T_3 在 1 毫升血中只有 1~2 毫微克，相当于 1 升血中 1~2 微克。所说灵敏度高，就是如此微量的物质也能检测出来。说它特异性强，就是化验检查出的物质，只有 T_3 或是 T_4，不包括其他物质。正因为这个道理，病人不论是吃了海产品，或是别的食物，都不会影响或者干扰血中 T_3、T_4 的化验检查。

65. 吃过含有碘的东西，检查 T_3、T_4 还会准吗？

含碘食品包括的范围较广，常见的有海味食品，药物如含碘的西药（胺碘酮、含碘维生素、碘甘油及华素片等）和中药（海藻、昆布、牡蛎等）以及一些外用含碘消毒药和含碘造影剂等。

目前国内各医院检查 T_3、T_4 采用的是放射免疫、免疫放射或免疫化学发光检测方法。这些方法的优点是灵敏度高、特异性强、不受干扰，快速、方便。

正常人血中的甲状腺素（T_4）含量是每 100 毫升 4.3~12.5 微克，T_3 的正常含量是每毫升 0.66~1.92 毫微克。游离 T_3 和游离 T_4 含量更少，由于方法灵敏度高，如此少量的物质，采用现行的检测方法，都能够精确的测量出来。由于方法特异，指向性极强，所检测出的物质只能是 T_3 或 T_4，而不会是别的东西。

目前采用的 T_3、T_4 检测方法既快速又方便，病人取少量的血后，经检测仪器和检验人员一次操作就能够测定几十或成百个血样标本。而且，因为化验是在体外进行测定，此种极微量的放射性是在体外，对病人身体不可能有任何不良影响。

因为检查方法是很特异的，所以即使病人在取血以前吃过或用过含碘物质，对检查不会有任何影响，T_3、T_4 检查结果仍然是准确的，可以作为医疗参考的。

66. 甲亢病人为弄清病情都需要做放射性碘检查吗？

从道理上讲，甲亢病人血中的甲状腺激素（T_3、T_4）水平都应该升高，所以可以说甲状腺激素检查对弄清病情非常重要。但是有些人得了甲亢以后，血里的甲状腺激素增高得并不明显，有时由于化验的试剂或实验条件等原因，激素检查结果也可能显示增加得不明显，所以不能绝对、完全依靠激素的检查结果来估计病情，认为甲状腺激素检查是甲亢确诊的唯一手段。甲状腺的放射性碘的摄取率检查，虽然对甲亢病人来说是一种较陈旧的检查方法，它对甲亢病人过去可有 80% 左右的符合率，但是如果这种检查与甲状腺激素测定配合在一起进行，还可能是一个可供参考的检查手段。如果病人将来有可能准备采用放射性碘进行治疗，预先做放射性碘摄取率检查更属必要。通常的做法是，甲状腺激素测定已说明问题，就不再做放射性碘检查了。另外，儿童要慎用放射性碘检查，孕妇是绝对不可以进行这种检查的。

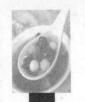

67. 近年有些居民长期不适当过多的补充碘盐，对甲亢发生和甲状腺吸^{131}I检查的影响如何？

碘是人体必需的微量元素，碘可通过制造甲状腺激素来完成它的生理功能。甲状腺激素的主要生理功能是调控身体的能量代谢，尤其对胎儿早期大脑的发育至关重要。

长期碘的摄入不足会产生碘缺乏病。补充碘盐对碘缺乏地区的居民来说，是绝对和非常必要的。近年来，有些地区，对碘不太缺少或缺少不多的地方的居民补充了较多的碘，这不只是造成碘资源的浪费，而且由于碘进食过多也会引起碘过多病。

长期过多补充碘盐或者虽不是长期的而是一次摄入相当大剂量的碘，会危害身体的健康，产生疾病，包括碘引起的甲亢，还有高碘引起的甲状腺肿、碘引起的甲状腺功能减退、慢性甲状腺炎、碘过敏和碘中毒等。

碘过多对甲状腺吸^{131}I率检查也有明显的影响。甲状腺具有较强的摄取碘的能力，不论是普通的碘还是具有放射性的同位素碘，甲状腺均会从血中摄取。此时，若要进行甲状腺摄取碘的功能检查来判断病情，在同一时间里，如果普通的碘盐进食过多，用于检查的放射性同位素碘摄取量就会减少，虽然病人有甲亢，理应摄碘是多的，但由于不适当补碘，碘摄取试验却是不增加，甚至是减少的。也就是说，此时的甲状腺吸^{131}I率检查，不能准确地判断病人有甲亢的存在。

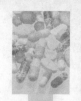

68. 基础代谢率检查对诊断甲亢有用吗？

甲状腺激素（T_3和T_4）在人身体中直接参与物质的新陈代谢，得了甲亢以后，由于甲状腺激素增多，代谢率明显增加，测定早晨空腹时候（即基础状态下）的代谢率，可以间接了解甲状腺激素分泌情况。在甲亢时，基础代谢率可能升高。

几十年以前，当血中甲状腺激素不能测定或开展还不够普遍的时候，医生采用基础代谢率的测定来间接诊断甲亢。虽然这是一种对身体没有不良影响和损伤的检查方法，也可以较为方便的对病情进行动态观察，但因为此种方法的准确性不及50%，所以，目前大多数医院已广泛开展运用血中甲状腺激素的测定，基础代谢率的测定已经很少应用。

69. 甲亢时血脂为什么会减低？

血脂主要指的是血液中的脂肪，包括胆固醇，是食物经过吸收、消化和代谢以后，存留在血液中主要的脂类物质。在甲亢时，由于甲状腺激素可加快脂肪的氧化和分解，促进肝里脂类物质的代谢，使其从胆汁中排出加快。也就是说，身体代谢率的增加，超过身体血脂的生成，血脂的含量就会比正常情况时低。血中的其他脂类，如甘油三酯和一些载脂蛋白的代谢与甲状腺激素也有密切的关系。

随着甲亢治疗后病情的好转，经过一段时间后，血脂也会逐步恢复正常。

70. 甲亢病人的血糖会有改变吗？

甲状腺激素对食物中糖的吸收、合成及利用都有影响。甲状腺激素可以增强肾上腺素的作用，促进肝脏中糖原的分解，使血糖升高。

临床上常常可见到，不少甲亢病人的血糖不正常，有些甚至有糖尿病存在，就是这个道理。

毒性弥漫性甲状腺肿引起的甲亢，有些同时伴有糖尿病，此时病人血糖的增高，就反映了两种疾病的共同影响。既是糖尿病本身的关系，又可能是因为甲亢而引起的。

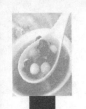

71. 和甲亢有关的血中的各种甲状腺抗体各有什么意义？

甲亢病人的血液中有许多种甲状腺抗体，如促甲状腺激素受体抗体（TRAb）（包括甲状腺刺激抗体，对甲状腺有抑制作用的抗体），抗甲状腺球蛋白抗体，抗甲状腺过氧化物酶抗体以及甲状腺激素自身抗体和甲状腺生长抗体等。通常和甲亢联系较多的是甲状腺刺激抗体和抗甲状腺球蛋白抗体及抗甲状腺过氧化物酶抗体（表）。

表 甲亢时常见的几种抗体

抗体名称	简称	含义	正常参考值
促甲状腺激素受体抗体	TRAb	使甲状腺过多的产生甲状腺激素，大多数毒性弥漫性甲状腺肿升高，可以通过胎盘	<2.5IU/L
抗甲状腺过氧化物酶抗体	TPO-Ab	大多数慢性淋巴性甲状腺炎甲亢会升高，毒性弥漫性甲状腺肿略高	<34IU/ml
抗甲状腺球蛋白抗体	TGAb	同上	<115IU/ml

在临床上，经常把促甲状腺激素受体抗体增高和甲亢病人的诊断联系在一起，它的增加常说明有毒性弥漫性甲状腺肿甲亢，对诊断有

帮助。

抗甲状腺过氧化物酶抗体和抗甲状腺球蛋白抗体在多种甲状腺疾病中均可升高，而在慢性淋巴性甲状腺炎中，两种抗体显著增加。在毒性弥漫性甲状腺肿甲亢中也可常见到短时间的增加，这时就需要与慢性淋巴性甲状腺炎引起的甲亢相鉴别。

72. 甲亢病人检查血里的抗体有什么用处？

对甲亢病人，在进行实验检查时，除查甲状腺激素外，如果有条件，应当同时查促甲状腺激素受体抗体或一些其他自身抗体（如抗甲状腺球蛋白抗体、抗甲状腺过氧化物酶抗体及其他有关的自身抗体）。

促甲状腺激素受体抗体主要指的是甲状腺刺激抗体，也有人称作甲状腺刺激免疫球蛋白，它的增多使甲状腺产生过多的甲状腺激素，而引起甲亢，这就是毒性弥漫性甲状腺肿的主要发病道理。因为在绝大多数的毒性弥漫性甲状腺肿病人血里边，这种抗体是增多的，所以，检查此种抗体，对病因诊断非常有意义。

在绝大多数慢性淋巴性甲状腺炎病人血中，抗甲状腺过氧化物酶抗体和抗甲状腺球蛋白抗体中的一种或两种含量是升高的。测定这两种抗体，尤其是抗甲状腺过氧化物酶抗体，对于慢性淋巴细胞性甲状腺炎引起的甲亢的诊断是必要的。

此外，检测有关干燥综合征的自身抗体，红斑狼疮的自身抗体，重症肌无力、恶性贫血以及肾上腺疾病等的自身抗体，是弄清甲亢同时合并存在上述这些疾病的重要内容和有效手段。

73. TRAb 代表什么？

TRAb 是促甲状腺激素受体抗体的英文简称，此种抗体包括具有兴奋作用的甲状腺刺激抗体和具有抑制作用的甲状腺抑制抗体。在甲亢或甲状腺功能减退时，此种抗体均会增加，在不能分别检测兴奋抗体或抑制抗体之前，就需要与临床情况结合来分析它的临床含义。如果病人有明显的甲亢症状和体征，TRAb 显著高于正常，诊断毒性弥漫性甲状腺肿甲亢是没有问题的。

90%以上的毒性弥漫性甲状腺肿甲亢病人血中，TRAb 是升高的，如果测定方法是准确的，TRAb 测定不升高，通常不支持病人存在甲亢。

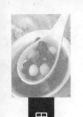

74. 诊断甲亢时为什么要做血中促甲状腺激素（TSH）检查？

促甲状腺激素的英文字的字头缩写是 TSH，这是由脑垂体所产生的一种激素，它的作用是调节甲状腺的产生和分泌功能。

毒性弥漫性甲状腺肿引起的甲亢，由于血中甲状腺激素含量增加，脑垂体长期受到抑制，处于"睡眠"或"休息"状态，产生的 TSH 比正常少。如果采用较为灵敏的测定血中 TSH 的方法，可以准确地检查出由于得了甲亢以后而减低了的 TSH 含量。有的学者提出，单凭血中减低了的 TSH 水平，就可凭此诊断毒性弥漫性甲状腺肿引起的甲亢。经过治疗以后，随着甲亢病情的好转，血中甲状腺激素的恢复，血 TSH 含量可渐渐回升到正常水平。但 TSH 的恢复比起 T_3 和 T_4 的恢复时间要漫长得多。

75. 甲亢病人血中促甲状腺激素未恢复正常，说明甲亢没有好吗？

毒性弥漫性甲状腺肿甲亢病人，当病情没有消除和稳定的时候，除了有明显的临床表现，血里的甲状腺激素水平升高外，促甲状腺激素水平是低于正常的。经过系统的治疗病情完全治愈以后，症状和体征消失，甲状腺激素和促甲状腺激素水平最终都会恢复正常。

人的脑垂体和甲状腺之间存在着固定的依从关系，这直接反映在促甲状腺激素和甲状腺激素的相互关系上。病人有甲亢时，甲状腺和脑垂体之间的关系是不正常的，病情完全缓解后，此种关系就恢复至正常。而经过治疗在恢复的过程中，虽然甲状腺功能已经恢复正常，而脑垂体与甲状腺之间关系尚未完全恢复，换句话说，二者的关系尚未理顺，此时，临床上做化验检查时，就会见到血甲状腺激素含量已经正常，而促甲状腺激素水平仍然减低。甲亢治疗后，病人脑垂体相关功能的完全恢复常常很慢，有时需要几个月的时间，有的甚至可达1年以上。

从整体分析认识病情，促甲状腺激素没有恢复正常，说明甲亢的病情未完全恢复，这对估计病情和指导治疗有一定参考价值。

76. 甲亢病人需要做哪些化验（实验）检查？

如果怀疑得了甲亢，医生常给病人做一些化验检查，来明确病人得的是不是甲亢，最常做的检查项目是血中的甲状腺激素，包括含有三个碘的三碘甲状腺原氨酸（T_3），四个碘的甲状腺素（T_4），不与血液中蛋白质结合的游离 T_3（FT_3）和游离 T_4（FT_4），还有由脑垂体产生调节甲状腺功能的促甲状腺激素（TSH），这些与甲状腺有关系的激素测定，对于甲亢的病情诊断和估计，非常重要。

对于一些病人，尤其是年龄较大的，有时还需要做甲状腺放射性碘的摄取检查；少数病人需要做一些涉及甲状腺的功能检查：包括脑垂体的兴奋试验和抑制试验；为了弄清甲亢的病因，在有检查条件的医院里，有时还检查甲状腺的特异抗体——促甲状腺激素受体抗体；如果怀疑是由于慢性淋巴性甲状腺炎引起的甲亢，需要查血中抗甲状腺过氧化物酶抗体和抗甲状腺球蛋白抗体；超声波检查（B 超）或核素扫描对一些甲亢的诊断也有帮助；有时需要增加血

T_3摄取实验（T_3U）；还有的病人需要同时检查血胆固醇、血沉、血常规、血糖、肝功能和肾功能等，这些实验检查内容，虽不是每个病人来诊时必需的检查项目，但有时对甲亢的确定诊断及了解甲亢的并发症有帮助。

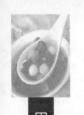 **77.** 甲亢病人在服抗甲状腺药以后，每次去医院随查时都需要化验甲状腺激素吗？

甲亢病人开始用抗甲状腺药物以后，为了观察治疗效果和用药后有没有出现副作用（不良反应），病人应该遵照医生的嘱咐、按时去医院进行复查。复查时常常需要验血检查甲状腺激素，是不是每次看病时都需要查甲状腺激素，这是病人经常提出和关心的问题。

实际上，甲亢病人需要验血检查 T_3、T_4 等甲状腺激素水平，在整个治疗过程中有几次检查非做不可。通常在开始用药以前必定要检查，而且，检查的项目要齐全，开始服药以后，当病情控制后准备减少药量时，或根据病情用药时间达到预先设计的疗程，在准备停药以前，以及在药物治疗过程中，遇到病情有波动的时候，均需要验血查甲状腺激素，而在治疗的其他时间，一般来说，不一定经常需要取血化验甲状腺激素。前边提到的做法是治疗过程中必不可少的，常常会由于医生个人的医疗经验或病友本人的某些原因，来调整或增加检查的次数和项目。

78. 甲亢的临床诊断标准是什么？

明显的和典型的甲亢病人，临床容易诊断，而在患病早期，轻型和不典型的病人不易察觉，常常会遗漏或误诊。

临床上诊断甲亢要靠病人提供详细的病史、医生对病人全面的身体检查和必要的实验室检查。一般来说，这三方面都很重要，应结合

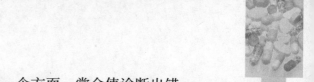

在一起进行分析，仅只注意其中的一个方面，常会使诊断出错。

病史中除了了解病人以往有没有甲亢，还要弄清家庭里有血缘关系的直系亲属中，有没有甲亢病人，得其他甲状腺病的病人，要了解近期内身体有没有各个系统功能紊乱的症状，特别是神经、循环和消化系统方面不正常的表现。体格检查除了进行全身检查，还着重对甲状腺本身进行仔细检查。实验室方面，有条件或有可能时，有关的甲状腺激素项目都应检测，必要时还要做甲状腺的放射性碘的摄取率等，以及有关的抗体测定（尤其是促甲状腺激素受体抗体）。

所谓甲亢的临床诊断标准是综合认识，不是单一的或孤立的标准。

有的学者，依据病人血中甲状腺激素升高的程度或有没有并发症将甲亢再分为甲亢的轻、中、重度，便于治疗时参考。

79. 为什么有时要测基础状态下的脉搏数呢？

通常一个人每分钟的脉搏搏动的次数即脉率，代表或反映着心脏每分钟跳动的快慢情况。在卧床、脑力和体力处于休息状态（也称作基础状态）下，摸到的脉率，代表没有受脑力和体力的影响时的心脏跳动情况。而在其他时候测量脉搏数，也就是在非基础状态下的脉率，由于受思维活动和体力活动的影响，心跳就会增快，脉搏也会增快。为了解甲亢病人病情的真实情况，有时需要观察基础状态下的脉搏跳动情况。甲亢病人当病情没有控制以前，在任何时候和基础状态下测量脉率都比正常人快；而当病情被控制以后，虽然在平常时间测量脉率可能增快，但基础脉率应该是正常的。但是，如果病人同时有心律不正常、心跳的快慢或强弱不一致时，测量脉率是没有意义的。

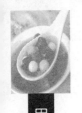**80.** 各种常用甲状腺实验检查的正常参考值

是多少？

表　各种甲状腺实验检查正常值

项目	简称	含义	正常参考数值*	
			旧制	新制
甲状腺素	T_4	血中含 4 个碘的总甲状腺素，反映甲状腺功能状态，受甲状腺结合蛋白影响	4.3~12.5μg/dl	55~161nmol/L
三碘甲腺原氨酸	T_3	血中含 3 个碘的总三碘甲状腺原氨酸，反映甲状腺功能状态，受甲状腺结合蛋白影响	0.66~1.92ng/ml	1.0~2.9nmol/L
游离 T_4	FT_4	血中不与蛋白结合的甲状腺素，反映甲状腺功能状态	0.81~1.89ng/dl	10.3~25.8pmol/L
游离 T_3	FT_3	血中不与蛋白结合的三碘甲状腺原氨酸，反映甲状腺功能状态	1.8~4.1pg/ml	2.2~6.8pmol/L
T_3摄取试验	T_3U	反映甲状腺结合蛋白的饱和度		0.73~1.09
游离 T_4指数	FT_4I	T_4 与 T_3U 的乘积（$T_4×T_3U$）		3.14~13.63
反 T_3	rT_3	T_4的一种代谢产物，无生理活性，反映甲状腺激素的代谢情况	10~40ng/dl	0.2~0.6nmol/L
促甲状腺激素	TSH	脑垂体分泌的调节甲状腺的激素	0.38~4.34uU/ml	0.38~4.34mU/L

*北京协和医院正常参考值

81. 查血里的 T_3、T_4 为什么通常一定要空腹状态下取血？

对甲亢病人的最初诊断和治疗期间观察以及停药以后的随诊，医生必不可少的要给病人做血中甲状腺激素即 T_3 和 T_4 以及游离 T_3 和游离 T_4 及 TSH 取血检查。

检查病人血里的 T_3 和 T_4 含量，是为了通过其结果和正常值进行比较，以确定病人是患病还是没有患病。而正常人血里 T_3 和 T_4 及游离 T_3 和游离 T_4 的正常值测量是在早饭前空腹情况下取血查的，为了能够较准确地和正常人作比较，正规的做法是：如要查 T_3 或 T_4 等这一系列甲状腺激素和 TSH，要求病人在前一天晚饭以后不要再进食，验血当天早晨在不进食不饮水的情况下，到医院取血化验。

82. 甲亢病人在采血测定甲状腺激素前需要停用治疗甲亢的药吗？

通常，甲亢病人测量血中的甲状腺激素的目的有两个，一是患病的开始，甲亢还没有确诊以前，验血检查是为了诊断；另一个是在治疗中，了解病情的变化，随诊查甲状腺功能处于什么状态。

为了弄清病人得的是不是甲亢，查血液中的甲状腺激素，这时应该让病人停止用一切药物，不论是抗甲状腺药，还是甲状腺激素。因为此时验血的目的是了解病人血里的甲状腺激素水平的情况，是否真的升高，而采用减少或增加血里甲状腺激素的措施，都应当避免。

甲亢病人在服抗甲状腺药治疗的时候，如果想要知道病人甲状腺功能情况，要检查血里的甲状腺激素，不需要也不应该停用正在使用的抗甲状腺药或甲状腺制剂。因为这时就是要了解在用药情况下的甲状腺功能改变，此时如果停药进行化验血里的甲状腺激素，那就不是

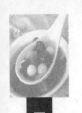
当时验血的目的了。所以，有的病人每次去验血查甲状腺激素前不再继续用药的做法是不应该的，也是不对的。

83. 甲亢病人在药物治疗中，有时需要检查ANCA，为什么？

ANCA指病人血里的抗中性粒细胞胞质抗体，这种抗体存在于病人患有免疫性小血管炎的时候。

甲亢病人在采用抗甲状腺药物治疗的时候，可能发生小血管炎。这种情况下，在选用丙基硫氧嘧啶时偶尔可以见到，而用赛治或他巴唑（甲巯咪唑）时，极为罕见。

三

甲亢的治疗

84. 甲亢能完全治好吗？

甲亢是可能完全治好的疾病，病人和医生应以必胜的信心和乐观的态度来对待甲亢。得了甲亢以后，需要及时去医院进行治疗，根据需要，不论采用哪一种治疗方法，都能够使病情得到较满意的控制，都能使各种症状减轻、消除，恢复到病前的健康状态，能够一如往常地参加学习和工作。

甲亢病人，根据病情判断和选定，经过目前常用的治疗方法中某一种方法治疗以后，多数可以完全治愈，不再复发，但也有相当数量的病人，甲亢病情还可能复发，即使是这样，再一次用原来服药的方法，或更换另外的方法进行治疗甲亢，仍然会得到满意的控制。

甲亢病人多次病情复发是有的，但这总是少数，即使是多次复发的病例，最终也会治好的。有人说，得了甲亢需要终身治疗，或认为甲亢不可能治好，对于绝大多数甲亢病人来说，这种说法是不对的，缺乏足够的科学依据。

85. 得了甲亢不进行治疗，能够自然好转吗？

甲亢的发病原因有很多种，有些原因可以自然好转，像摄入碘过多的碘甲亢和过多用了甲状腺激素的医源性甲亢。对于这两种原因引起的甲亢，大多数病人在停药一段时间以后，甲亢表现会自然消失。

亚急性甲状腺炎引起的甲亢、分娩后发生的甲亢，大多也可自然消退。

临床常见的毒性弥漫性及毒性结节性甲状腺肿以及有功能的甲状腺腺瘤，病后如果不进行治疗（譬如用抗甲状腺药物、手术或放射性碘治疗）是不会自行治愈的。虽然有时可能见到少数病人已经出现了甲亢表现，未做任何处理，病情逐渐减轻或者消失了，这只是暂时的，绝大多数病人终究还会再度表现出来。对这些甲亢病人如果不及时处理，日久天长，有可能会引起合并症，像心脏、眼睛、肌肉、代谢、糖尿病等多方面的并发症，还会影响生育，甚或发生甲亢危象。其中有些合并症病情变化快，可能会引起严重的后果。所以说，得了甲亢，必须进行治疗，不治疗绝对不行。

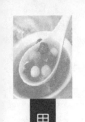

86. 得了甲亢需要休息吗？

甲亢病人明确诊断以后，经过治疗，在病情还没有完全好转以前，多数病人应该休息。

甲亢的发生，是由于甲状腺激素增多，引起病人身体各个系统的功能增强、亢进，也就是说，病人的神经、循环、消化等系统都处在功能亢进状态。此时，应该尽量减少或减轻不必要的、繁重的工作和过多的活动，不要进一步加重身体的消耗和负担。所以说，得了甲亢以后，从道理上讲，病人是应该休息的。

所说的休息，不只是限于体力方面，还包括脑力的休息，脑力休息这点更加重要。在病情还没有控制以前，不要参加体育锻炼和重体力活动，特别是剧烈的、具有竞赛性质的或强制性的体育活动。过强的脑力活动，包括紧张的学习、考试、工作连续加班加点、有时间限制的突击工作等，都应当避免。但是，如果病人所从事的工作中，体力和脑力活动并不紧张、剧烈，比较轻松、悠闲，不完全停止工作也是能够考虑的，但应该以不影响病情为原则，这点非常重要。如果准备休息，暂时停止工作或学习，大多数病人安排为 2~3 个月时间，待病情改善以后，就可以逐渐开始参加较轻的工作了。病后如何安排休息为好，最好听听医生的建议。

87. 正在上学的学生，得了甲亢以后，需要休学吗？

学生得了甲亢以后，长期抗甲状腺药物等特殊治疗固然重要，但合理配置生活：精神放松，适度休息，注重营养等一般性治疗不可忽视。

正在上学的未成年学生患了甲亢以后，因为顾及他们身心的生长、发育，主要采用的是长期抗甲状腺药物疗法。在用药的同时，应该适当休息，得病以后，是否需要休学，这是学生本人和家长经常遇到和关心的重要且实际的问题。

一般说来，不论是小学生、中学生、大学生，还是研究生，在药物治疗期间，只要学习强度不是很大，单位时间连续学习时间不过长，可以随班级正常参加学习，但是不可期望值过高，追求过高学分，过于紧张。当然，此时需要适当减少或免修体育课，不做剧烈的体力活动。学生、家长和学校应该充分理解，这样做是为了从长远考虑，待疾病完全治好以后，就可以和病前一样的进行学习、展示自己的才华了。如果甲亢病情较重或很重，应按医生的建议和嘱咐，在病还没有完全控制的时候，需短期休息一段时间（通常是 1~3 个月）。而需要长期或全年休学的情况则是极少数。

88. 怎样合理安排甲亢病人的饮食？

甲亢病人由于身体的新陈代谢较正常时旺盛，能量消耗较正常人多，为保证身体的需要，应当安排营养较为丰富的膳食。

医生通常建议给甲亢病人以高热量，高蛋白质，高维生素的所谓"三高"饮食。可以多吃些肉、蛋及豆类食品和各种新鲜蔬菜，要把饮食安排好作为治疗甲亢的一个重要组成部分，那种只在短时间内突击式地注意调配膳食、注意营养的做法显然是不够的。得病以后长时间不重视合理安排饮食更是不合适，这样做，对病情的恢复没有帮助。

有的人认为得了甲亢需要多吃海带或海产品，或认为需要少吃东西、限制饮食，或不应该吃肉类或不吃牛羊肉和鸡蛋的看法和做法，如果仅只是为了甲亢需要而这样做，这对病情的恢复没有帮助，反而是"有害无益"，是缺少科学根据的。

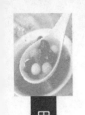

89. 患甲亢病时，饮食中哪些应该吃，哪些不应该吃？

甲亢是一种代谢旺盛的疾病，患甲亢病以后，不应该限制饮食，相反，病人食欲好，想吃东西，就应当顺应生理的需要，转变观念，合理、恰当地补足所需的营养。

所说的补充营养，应该说是有条件的，该补的，可以吃，或一定要吃；不该吃的，吃了反而不好，可能起反作用、帮倒忙。

常应该吃的食物，如肉类（猪、牛、羊），禽类（鸡、鸭、鹅），蛋类，蔬菜（各类蔬菜，绿叶青菜类更好），谷类（米、面、杂粮、粗粮）等。

不应该吃的食物，如主要是海产品，包括海带、紫菜、海藻类、海鱼、海虾、海贝类、蛤类等。

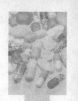
90. 所说的海味饮食常见的有哪些？它们当中碘的含量有多少？

通常所说的海味饮食主要指：海带，紫菜，海鱼，海虾（包括虾皮），海蟹，贝类等。这些食物中的碘含量均较高，譬如鲜重海带中的碘含量是淡水鱼的 50～117 倍之多。

表　常见食物的鲜重时的碘含量

食物	含碘量（微克/千克）
海带	2000
海鱼	832（163～3180）
贝类	798（308～1300）

相比之下，非海味饮食中的碘含量低得多，如淡水鱼，鸡蛋，牛奶，谷类，肉类，蔬菜和水果中的碘含量均在每千克 50 微克以下。

91. 得了甲亢以后，市面销售的含碘盐可以吃吗？

碘对甲亢的发病有一定的影响，对甲亢的发病如同一剂"催化剂""助长药"。在甲亢的治疗过程中，不适当的或过量补充碘盐，对甲亢病情的恢复会产生不利影响，使病情好转需要的时间延长。

常常有甲亢病人和家人问医生：在甲亢治疗过程中，一般市面上销售的含碘盐能不能吃？吃了会对甲亢的病情有不利的影响吗？

关于碘盐，国家要求通过商业渠道到达居民户的碘含量不低于每千克 20 毫克，也就是每克盐含碘 20 微克，按每人每日平均消耗盐 10

克左右计算，每人每天从碘盐中要获得 200 微克左右的碘。要满足人体碘的需要，在日常生活中，还会从食物及饮水中获得一部分碘。如此含量的碘，是人体每日的生理需要剂量，不是超出生理需要的所谓过量的概念。也就是说，在甲亢治疗过程中，吃一般市面供应的含碘盐对病情不会产生不利或不良影响。

当然，如果病人平时饮食习惯是喜欢吃得比较咸，即"口重"，或是生活所在地市面供应的含碘盐中，碘含量比较高或特别高，可以考虑少吃或不吃那里的含碘盐，但这属于少见或个别情况。

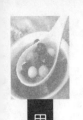

92. 得了甲亢以后，可以吃辣椒吗？

常有人问，辣椒对身体是有刺激的，得甲亢后还可以吃吗？

辣椒是一种常用的饮食调味剂，辣味饮食是一种特色美食，川菜是我国四大或五大菜系之一。不少人平时少不了吃辣椒。很多来自于自幼就习惯吃辣椒的湖南、湖北和云南、贵州、四川等地方的朋友，得甲亢以后延续原来的生活方式和习惯，对抗甲状腺药物治疗同样获得满意的效果。

这样看来，甲亢病人在药物治疗的时候，没有理由说不能吃辣椒，原来喜欢吃辣椒的，不需要改变这种惯用的生活方式。

93. 甲亢有几种治疗方法？

甲亢的治疗，目前常用的有五种方法，就是：①较长时间的服用抗甲状腺药；②药物进行准备以后甲状腺手术治疗；③甲状腺动脉栓塞治疗；④放射性碘治疗；⑤中医中药治疗。

长期抗甲状腺药物治疗指的是长期采用他巴唑（又叫甲巯咪唑）或赛治、丙基硫氧嘧啶（简单称作丙嘧或丙硫）和甲亢平（卡比马唑）；所说的长期就是：在医生指导下服药，至少要连续用药一年以上，根据病人具体情况适当缩短或延长用药时间；手术治疗是病人首先用抗甲状腺药将甲亢病情控制住，然后把甲状腺的大部分切除掉的外科手术；甲状腺动脉栓塞治疗是在数字减影 X 线电视观察下，将导管送入病人的甲状腺动脉，然后注入与造影剂混合的栓塞剂，使甲状腺血管栓塞（堵塞），达到治疗的效果，这是近年才开始应用的较新治疗方法；放射性碘治疗是应用具有放射性的核素（同位素）的碘进行治疗，通常只需服药一次就可以了；中医中药治疗，不同的中医采用的方法不完全相同，据几组报道的观察资料，传统的中医中药治疗取得了较好的效果。

表　三种常用治疗甲亢方法的特点，治愈后复发及引起永久甲状腺功能减退情况

方法	特点	治愈率	复发率	永久甲状腺功能减退
长期药物	长期，治后不留后遗表现	50%~60%	40%~50%	0
手术	需药物准备一段时间再行	90%左右	<10%	10%左右
放射性碘	儿童慎用，孕妇不宜使用	80%以上	<10%	10%左右

94. 得了甲亢以后，选用哪种治疗方法好？

甲亢病人的治疗，不论在中国、日本、东南亚或是欧洲，最常选用的治疗方法是长期抗甲状腺药物，用这种治疗方法治疗的病人人数，大约占几种常用治疗方法总和的70%，也就是说，约3/4的病人得甲亢以后是选用抗甲状腺药物治疗，或者说甲亢病人病后大部分是采用长期药物治疗，而放射性碘治疗及甲状腺手术治疗，虽然都是疗效较好的治疗方法，由于受条件、环境和设备的限制，还有病人对这

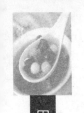
两种治疗方法不够理解和认识不足，从全国范围来说，尤其在我国西部和边远地区，开展和使用得不够普遍。在不少工业较发达的国家，采用放射性碘来治疗甲亢近年逐渐增多。

表　长期抗甲状腺药物治疗特点

任何年龄均可选用——从出生到老年
用药时间长——1~2 年或更长
可逆性——用药过多或过少均不留后遗表现
复发率高——近半数病人治后可能复发

得了甲亢以后，究竟是选用哪种治疗方法适合，需要根据病人的病情，医生的经验，医院的条件，病人家庭和社会环境等多种因素等来判定和选择。如果可能，医生与病人仔细切磋、商量，选定适合本人病情的最佳方案。

95. 甲亢病人采用长期药物治疗时，总的疗程需要多长时间合适？

长期抗甲状腺的药物治疗，一般服用时间是从起始至停用，即症状被控制-减少药量-长期维持，三个过程总共时间为半年至 2 年，多数病人为 1 年至 1 年半，不要少于半年，极少病人比 3 年还要长。老年人或儿童可以根据情况，用药时间适当延长。

96. 甲亢病人在长期药物治疗时，需要注意些什么？

甲亢病人如果选定长期用硫脲嘧啶类药物治疗，在 1~2 年较漫长的治疗过程中，病人必须与医生经常取得联系，密切配合，按医生嘱咐用药，这样做对治疗的成功与否非常重要。

病人除按医生嘱咐（药量和吃药时间）吃药外，还要注意安排吃营养丰富的膳食，适当多吃些肉，蛋和新鲜蔬菜。在开始吃药的头几个月里，尽可能少吃海味饮食，如海里的鱼，虾以及其他贝壳类食物，不吃海带和紫菜，一些药物像碘含片、华素片（西地碘片）等这类含碘药物也不要用。还有病后应注意生活安排，注意休息，不要劳累，精神放松。开始用药以后，要按医生的嘱咐，定期去医院检查，去复诊以前，事先做好医生建议要求的化验检查和有关事宜。在用药期间，如果发现有皮肤瘙痒，出疹子，咽部（嗓子）疼痛，发热等异样表现，要及时去医院找医生就诊。

97. 甲亢病人在长期药物治疗时，需要多吃含碘的东西吗？

对甲亢病人，有时会听到一些热心肠的人提供一些善意的建议，让病人多吃些含碘丰富的食物，希望病人多吃海带和紫菜等，这种出于好心的建议，从治病角度来说，是不适当的，或是对一般甲亢发病原因的误解，把甲亢和甲状腺肿大（大脖子病）混为一谈，认为是一回事。

碘缺乏病引起的地方性甲状腺肿的原因，主要是由于饮食或饮用水中缺少碘，所以需要补充碘，而甲亢的发病并不是由于缺碘，相反，碘摄入过多会引起甲亢，这就是医学上所说的碘致甲亢（碘甲亢）。另外，甲亢病人在用抗甲状腺药物治疗的时候，应当有节制的用含碘或少用含碘的食物或药物，也包括含碘多的西药和中药。理由是，碘可以阻止甲状腺激素从甲状腺向血里释放，这样，已经制造好的甲状腺激素就存留在病人的甲状腺内。而抗甲状腺药物治疗甲亢的道理主要是使甲状腺激素产生减少，已经制造好的过多的甲状腺激素，由甲状腺排向血中，最后经过代谢，消除掉，使病情得以控制。

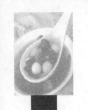

但如果因为有外来碘的作用，减少了甲状腺激素的排出，那么，甲状腺激素就会较长时间滞留在甲状腺内，不断地、小量地、缓慢地向血里排放，甲亢病情被控制时间就会因之延长。一般来说，如果病人甲状腺不是过度肿大，在用抗甲状腺药物治疗后，1~3 个月的时间，最多 4~6 个月，甲亢病情会得到控制，而用了碘以后，有可能延后到半年或更长的时间，病情才能得以控制。

我们曾经见到一个甲亢病人，在抗甲状腺药物治疗的同时，听了好心人推荐，连续很多天内每天都吃了大量的海带，结果用药后将近一年的时间，甲亢病情才被逐渐控制住。这是一个值得重视、不应该发生和引以为戒的案例。

98. 甲亢病人在服抗甲状腺药物过程中，出现了皮肤痒，或出疹子，怎么办？

不论选用哪一种抗甲状腺药物治疗甲亢（他巴唑、赛治或是丙基硫氧嘧啶），在极少数病人中，用药后可能有药物引起的副反应（不良反应）出现，这些反应，有的很轻，有的比较严重，通常见到副反应总的发生率在 7% 以下。

虽然，病人用药以后发生不良反应的概率并不高，但是一旦出现不良反应，病人会感到不舒服，可能会影响继续治疗。另外，轻的副反应可能进一步发展为严重的不良反应，这点是应当重视的。常见的轻反应有皮肤发痒，或有皮疹，同时有不同程度的发痒，疹子的形状多半如同小米粒一样，也可能像"饭疙瘩"一样的荨麻疹。遇有这些情况，不要害怕，但应尽早去医院，找医生诊治。

一般地说，绝大多数服药后出现的轻反应，可以自然好转，常不需要停止用药，大多数人经过医生处理后会完全恢复正常。

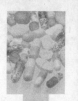

99. 甲亢病人在长期药物治疗时，为什么需要经常检查白细胞？

甲亢病人在用硫脲嘧啶类抗甲状腺药物治疗的时候，较为严重的药物不良反应是对病人血液中白细胞（俗称白血球）的影响。用药以后白细胞可能减少，正常人白细胞（4~10）×10⁹/L，而用药以后病人的白细胞可能减少至4×10⁹/L或以下，甚或更少，此时，如果不及时处理，有可能会进一步下降，给病人的身体健康带来较为严重的影响和后果。虽然，这种严重反应的发生率不到用药人数的百分之一，但如果白细胞继续减少，可能发展为严重的白细胞缺乏症。正因如此，当甲亢病人服用抗甲状腺药物治疗的时候，尤其是用药的剂量较大的时候，必须按照医生的嘱咐，定期去医院做血常规（白细胞）检查。一些白细胞受影响的病人，在白细胞降低以前，常常先有嗓子疼（咽炎）、口腔糜烂、溃疡，有的还会有体温升高，发现有这些情况，应当尽早及时去医院看病。

100. 用药治疗甲亢时，为什么同时要随查白细胞的总计数与分类检查？

使用硫脲嘧啶类药物治疗甲亢时，虽然仅只有不到用药人数的1%可能引起病人血中白细胞减少，但这是一种较为严重的副作用，医生、病人及家属都应该注意和重视，一旦出现，应当及时处理。

硫脲嘧啶类药物的这种不良反应是药物对病人身体的造血器官——骨髓引起的抑制影响，主要是病人的骨髓不能像正常人那样产生细胞内含有颗粒的中性粒细胞，所以实际上是中性粒细胞减少了，由于身体的血液里占白细胞大部分的是中性粒细胞，它们的减少，就会使得白细胞总数减少。所以临床上为了观察药物对白细胞的影响，既要看血中白细胞总数的改变，也要看白细胞中各种类型细胞的分布（分类）情况。检查白细胞总数和分类，通常是查手指血或耳朵血，也可以取静脉血进行检查。

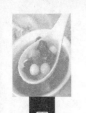

101. 甲亢病人在长期药物治疗的时候，脖子越来越大怎么办？

病人得甲亢以后，脖子（甲状腺）可能增粗、增大，也可能不肿大，病人的甲状腺增大与否，增大的程度，与他的甲状腺功能亢进的严重程度不一定平行，也就是说，甲状腺增大的病人，甲亢的病情不一定就重，而肿大不明显的，却有可能是甲亢的病情较严重。

常用的硫脲嘧啶类抗甲状腺药，它治病的药理作用是阻止甲状腺激素在甲状腺内的合成和纠正免疫功能失常。在几个月或 1～2 年的长期服药的时候，由于甲状腺激素合成减少，甲状腺就可能代偿性增大，就像在一个制造产品的工厂，产品任务数不能改变，而工人数减少了，厂房面积必须相应扩大才能够完成任务一样。有人观察，在用抗甲状腺药物治疗时，半数以上甲亢病人的甲状腺，随着治疗后甲亢病情的好转，甲状腺反而会逐渐长大，这并不意味这个病人的甲亢病情在加重。此时，如果甲状腺增大得不太严重，不必介意，也不需要做特别处理；如果增大得较明显，医生就会根据病情给加些甲状腺激素制剂，常会好转。

使用抗甲状腺药过程中引起甲状腺的肿大，在 1～2 年的用药疗程期满停药以后，多半可以渐渐缩小，不会继续增大。

102. 甲亢病人在长期药物治疗的时候，出现身上水肿和解大便困难怎么办？

在用抗甲状腺药物治疗甲亢的时候，有一些病人随着甲亢病情的不断好转，逐渐出现身上发胀、面部和全身水肿、体重显著增加、精神差、乏力、想睡觉、怕冷、解大便困难、大便干燥等现象，这是由于抗甲状腺药不只使甲亢病情得到控制，在药物的不断作用下，进而引起了甲状腺功能低下的表现。

以上表现可能出现在甲亢开始治疗的几周以后，也可能在用药的几个月当中，遇有这些现象发生时，应该及早去看医生，不要自做主张进行处理，更不能随便更改抗甲状腺药物的用法和药量。

甲亢病人用药过程中出现甲状腺功能减退有时是难于预料的，这和病情的变化有关，和每个病人对药物反应的敏感程度的个体差异不一样也有关系。

在药物治疗中，出现了甲状腺功能减退，说明对于目前的甲亢病情而言，当前所用的抗甲状腺药的剂量过多了，并不说明原来用药合适或不合适，用药过程发生甲状腺功能减退，当然不是原来安排治疗时希望有的，但说明病人对目前的药物和药量有反应、有效。一旦发生了功能减退，一般来说，对病人身体健康不会带来明显不利的影响，经过医生及时、恰当地调整药量，不难得到纠正。

由于是在治疗的不同时期发生的功能减退，因此医生安排下一步治疗方案时，既要想到对眼前甲状腺功能减退的处理，还要考虑尽量防止或减少病人将来甲亢可能复发的问题。所以，在处理时不能只是简单的减少或停服抗甲状腺药就认为可以了。

103. 甲亢病人如果在长期药物治疗时，中途将药停了，下一步怎么办？

甲亢病人，如果采用长期抗甲状腺药物治疗方案，需要不间断的连续服药 1~2 年，或者更长。通常开始用药后 1~3 个月，或略长些时间，甲亢的病情就会控制住，长时间的用药，目的是减少在用药期满停药以后病情的复发（再犯）。在治疗期间，不论是由于什么原因，将药停了，或多或少地会影响病情的长期稳定。因此，遇有这种中途断药的情况，不可任其自然，应及早去找医生，征询下一步如何恰当安排的意见。

通常的做法大概是：如果在甲亢病情还没有完全控制的时候，将药停了，需要按原来的用量继续用药；如果病情已经缓解，但离原先计划停药的时间还要很久，中断用药的时间又不长，继续原来的用量就可以了，如中断用药时间超过一个月，应当在短期内增加些药量，之后，仍维持停药以前的用量；如果中途断药时间接近原计划停药时间，也就是连续服药已经一年以上了，停药期间病情还较稳定，暂可因势利导、顺其自然，继续停药，要定期去医院随查。

病人在按医生嘱咐，规律的服药期间，如果某一天吃药时间延后了，或者忘记吃药1~2次，虽然我们并不赞扬这种做法，但也不必过于介意，下次补上，以后，尽量不要再忘记服药就行了，这对病情不会有多大的影响。

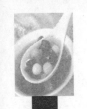

104. 甲亢病人在长期药物治疗时，为什么要定期去医院复诊？

甲亢病人在开始用抗甲状腺药治疗以后，一定要按医生的嘱咐吃药，定期去医院复诊。病人明确诊断甲亢以后，通常在开始服药时，抗甲状腺药的剂量较大，让病人来复诊的主要目的是：观察治疗效果，调整药量和了解病人对药物的副反应，便于及时处理。

如果甲亢的诊断明确、没有疑问，当前正在规则地用抗甲状腺药物，只要是用药的剂量够大和时间够长，甲亢一定会得到控制。但是，有些病人服药时间不长，就出现了对药物的副反应，如皮肤瘙痒、皮疹、发热、骨头（关）节痛等，还可以见到脱发、肌炎、血管炎等，这些都非常少见。另外，用药以后，可能出现甲状腺功能减退，这种情况的发生，多数是由于抗甲状腺药量相对大了。再有，也可能是因为甲状腺疾病本身的病因方面的关系，有的病人同时存在甲状腺炎，因此在用药物后，不论是为了对甲亢病情好转而需要调节药量，还是出现了药物副反应，或出现了甲状腺功能减退，都需要让医生及时知道，便于尽早地、及时地、有针对性地安排处理对策。

105. 为什么甲亢病人在用丙基硫氧嘧啶（丙嘧或丙硫）治疗时，需要每6~8个小时吃1次药？

抗甲状腺药当中，常用的是他巴唑、赛治和丙基硫氧嘧啶，前二者的作用较后者强十几倍，使用剂量至少减少10倍。在服他巴唑或赛治以后，由于药物在体内代谢较慢，所以在血里维持时间较长。而丙基硫氧嘧啶在肝中的代谢较快，资料显示，不论是正常人或是甲亢病人，在口服单一剂量以后，药物在身体里经过代谢后减少一半的时间（半衰期）为1~2个小时。由此看来，这种药在体内作用维持的时间较短，需要较短时间的间隔给药，为了不致影响病人的正常休息，通常是采用每6~8个小时的间隔。如需要每日给药3次，安排在早7时，午后3时及晚上11时。而选用甲巯咪唑（他巴唑或赛治）时，仅只白天1次服药已足够了，可以避免必须均匀时间服药带来的不便。

106. 采用长期药物治疗甲亢，最长需要吃多长时间的药，仅较短时间吃药行吗？

长期抗甲状腺药物治疗，一般来说，最长是2年，仅有少数病人，因为病情的需要还要再长些。

为什么最长定为2年？曾有学者观察，用抗甲状腺药不足1年的，治疗后复发的比1年以上者明显增高，而用药时间超过2年的，其复发率并不比2年者少多少。因此，为期1~2年的用药时间，对一般的甲亢病人是较为合适的。而老年或儿童甲亢病人，习惯做法常常是用药时间较 2 年要长。但是那种连续数年甚或用药时间超过 10 年都不间断用药的做法，没有足够根据，不可取。

医学文献中，通常在采用抗甲状腺药治疗甲亢时，总用药时间为 1～2 年，个别用至 3 年。如果仅只用药几周或几个月可不可以？按照一般规律，甲亢病人经过 1～3 个月的规则用药以后，对绝大多数甲亢病人来说，控制住病情是没有问题的，而对预防甲亢的病情复发，较长期用药是必要的。虽然国内外有不少学者对短期用药曾做了不少观察和尝试，也获得了不少有参考价值的资料，但在本病治疗中如何获得更好效果，仍待今后积累更多的经验。

107. 甲亢病人采用药物治疗时，病情好转就停药的做法对吗？

对于甲亢病人，如果选定了长期应用抗甲状腺药物治疗方案，总的目的有两个：一个是近期内把甲亢的病情控制住，另一个是在用药期满，停药以后，尽量不让甲亢再复发。

对于控制病情，只要诊断明确，开始用药，药量适当，规律服药，1～3 个月后，甲亢的主要表现就会消退。在甲亢病情轻，甲状腺肿大不重的病人中，病情好转较快，而甲状腺肿大明显，或近期用过含碘的食物或药物的病人，病情好转较慢。但无论如何，经过正规的用药，甲亢病情一定会消失的。

关于如何减少治疗后甲亢复发，这与服药时间的长短和不间断的规律用药密切相关。即使是连续用药 1～2 年，还会有 40%～50% 的病人，病情会再发。正因为如此，若是病情一旦好转就很快停药，虽然病情被控制的这个近期目标是达到了，而对绝大多数的病人来说，停药后甲亢不可避免的还会卷土重来，再度发生。这种情况，确切地说是治疗不彻底，不属于复发的概念。

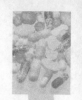

由于一些病人平时饮食中的碘含量超出身体每日需要量，处于"富碘"状态，对于这类甲亢病人，用药后甲亢病情被控制住的时间，远远超过3个月，在用药半年甚至更长时间好转的，也屡见不鲜，常能遇到。

108. 有人说抗甲状腺药物治疗甲亢，开始每天吃1次药，或用小剂量，或总用药时间2~3个月就可以了，这些说法可信吗？

在国内外的医学文献中，关于硫脲嘧啶类抗甲状腺药使用方法的观察和讨论不少，有些人提到的用药量较小，有些每日仅只吃1次药，有的只持续用药1个月，也有的用3个月或6个月等。这些报道当中，有的观察病例数不少，有的观察时间也不短。尽管如此，许多经典的医学教科书和权威参考书当中却较少推荐，原因是通常的推荐用药量、开始用药时的服药安排、连续用药需要1~2年的较规范的做法，在世界的许多地区和医院里的长期实施过程中，证明是成功的，行之有效的。

欲探索改进目前的做法、提高治愈率，在医学治疗学中是有其积极意义的，而最终确定如何使用药最为可取，还需要积累更多的经验，观察更长的时间，加以科学的分析，得到广泛的认可和肯定。

109. 甲亢病人有肝肾功能损害时，服用抗甲状腺药物时应注意什么？

甲亢病人不论采用的是哪种抗甲状腺药物，用他巴唑、赛治或是丙基硫氧嘧啶进行治疗，在口服药物以后，都容易被肠道吸收，进入血中。这些药物主要在肝中进行代谢，药物的60%在身体里被破坏，那些还没有被破坏的部分，多与其他物质结合后从尿液里排出。所以甲亢病人同时合并有肝或肾功能不全的时候，为防止代谢减慢和排出减少（存在体内，引发药物过量），治疗甲亢所用的药量，应适当地减少，用药的时间间隔也需要适当地延长。

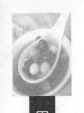 **110.** 采用长期药物治疗甲亢是否需要同时加用别的辅助药物？

抗甲状腺药物指的是硫脲嘧啶类（他巴唑、赛治及丙基硫氧嘧啶等）药，这类药经过口服吸收，再由血流运送，进入甲状腺以后，都有阻止甲状腺激素合成和调节免疫功能的作用。甲亢病人在用抗甲状腺药物以后，甲状腺激素的生成逐渐减少，而已经生成的甲状腺激素，进入血液后，逐步被代谢进而渐渐消失，甲亢的表现逐渐得到控制，通常这段时间需要1~3个月，也就是说，在用抗甲状腺药物以后，一般1~3个月甲亢的表现就基本消失了。如果甲亢病情不太重，仅用硫脲嘧啶类药物就足够了。其他辅助药不一定需要，在甲状腺功能还没有恢复到正常以前，医生常常同时给病人用些维生素（维生素B或维生素C），这对那些代谢明显增高的甲亢病人，是有好处的。

有些学者建议，甲亢病人同时用普萘洛尔（心得安）、甲状腺激素（甲状腺片或甲状腺素）或可的松一类的药，这些一定要根据病人的病情，适应证要合适，不应当作为对每个甲亢病人的常规作法。

111. 甲亢病人在治疗中途更换甲亢治疗方法的原则有哪些？

甲亢病人在开始治疗以前，就应该根据病人的具体情况，最好是医生和病人仔细商量，选定好总的治疗方案。在治疗过程中，如果没有特殊情况，尽可能地按已经确定好的方案来做，不要没有理由的中途轻易改动。

由于某些原因，治疗方法不得不改换，通常遵循的原则是：在长期药物治疗方案实施过程中，打算改为手术治疗，只要甲亢病情已经得到控制，就可以找外科医生商量、安排；而想中途改用放射性碘治疗，就必须停用一段时间药，才可考虑更换治疗方法，停药时间视已经服药时间的长短来决定。如果最初确定的是手术治疗，中途想改药物长期治疗，开始用药后，不间断用药就可以了；想换为放射性碘方法治疗，和最初确定为长期药物治疗一样，需要停一段时间的药才行；如最初打算用放射性碘治疗，又想改用长期用药，或改用手术，按控制症状的要求，从头开始用药就可以了。

这样看来，首次安排、选定治疗方案很重要，所以，最初确定方案一定要仔细考虑好。在治疗过程中，一旦想更换方案，要和医生取得联系，要遵循上述更换参考原则。

112. 长期药物治疗甲亢以后还会复发吗？

长期抗甲状腺药物治疗的特点是用药时间长，没有不可逆的损害，用药期间和停药以后不会遗留任何异常表现，老少皆宜，各种年龄的男女病人都能采用，但就是如此较长时间的用药，在停药以后的复发概率，仍然相对较高。

所谓长期药物治疗，是指用硫脲嘧啶类抗甲状腺药中的甲巯咪唑（他巴唑、赛治）或丙基硫氧嘧啶，对甲亢病人需要治疗1~2年，治疗时期的长短与病情和病人所处环境的具体情况有关系。如果治疗方案选择适当，病人又能密切配合，疗效是不错的，但即使用药时间够长，经过长时间治疗以后，也不是百分之百的病人就不再复发了。大多数文献介绍，在长期药物治疗后，甲亢病情的永久治愈率为50%~60%，也就是说，经过1~2年的连续用药，还有一半的病人甲亢病情有可能再犯。病人尽管注意了各种可能引起复发的诱发因素，也不能百分之百的治愈，这也是这种治疗方法的缺点和不尽如人意的地方。

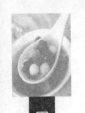

113. 几种抗甲状腺的西药需要同时使用吗?

所说抗甲状腺药指的是硫脲嘧啶类药物中的他巴唑、赛治及丙基硫氧嘧啶,这三种药的化学结构很相像,主要作用都是阻止甲状腺激素的合成,前两种药结构上一样,只是产地不同,它们的药效比第三种高 10 多倍,使用时剂量要至少减少 10 倍。通常在治疗甲亢时,选用其中任何一种都可以,如果病情严重或治后效果不够满意,可以增加药量。然而,同时用其中的两种或三种药没有必要,如果这样做了,看上去药的品种是增多了,药效理应是增高了,但是一旦有药物的副反应(药物不良反应)发生,就不好准确说出是哪一种药的副反应。由于用药种类增多了,同时也增加了药物发生不良作用的机会。

表　硫脲嘧啶类抗甲状腺药

咪唑类
甲巯咪唑(商品名他巴唑或赛治)
卡比马唑(甲亢平)
硫氧嘧啶类
丙基硫氧嘧啶(简称丙嘧或丙硫,也有的商品名称作丙赛优)
甲基硫氧嘧啶(已极少使用)

114. 通常选用哪种抗甲状腺药治疗甲亢最好?

现有的硫脲嘧啶类药中的甲巯咪唑(他巴唑、赛治)和丙基硫氧嘧啶,都是很好的治疗甲亢的药物。它们都能阻止甲状腺激素的产生，改善身体免疫功能，从治疗效果（正作用）来看，没有明显的差别。由于各地区、各医院和不同医生之间治疗甲亢病的习惯上的差异，药物来源情况的不同，在开始治疗时，可以采用其中的任何一种，如果病人以前有过对其中某一种有不良反应的历史，应换用另外一种，因他巴唑和赛治是产地不同的同类药物，除非在个别情况下，这两种药不相互交换使用；如果病人正在怀孕期间，而且怀孕又决定要继续下去，应该选用丙基硫氧嘧啶，有些甲亢病人同时有反映肝脏功能不正常的血转氨酶升高的，应首选他巴唑或赛治；血中胆红素增高的，首选丙基硫氧嘧啶。有人为了减少治疗期间的服药次数也选用他巴唑或赛治。

临床长期实践显示，目前常用的几种治疗甲亢的药物，用后不良反应都很少。

表　几种抗甲状腺药的特点

种类	药量	通过胎盘	副作用	影响血中 T_4 转变为 T_3 作用
甲巯咪唑	小	较多	较少	无
卡比马唑	小	较多	较少	无
丙基硫氧嘧啶	大	少	少	有

几种硫脲嘧啶类药毒性反应如下表：

表　几种硫脲嘧啶类药毒性反应

	各种反应（%）	白细胞缺乏（%）
甲巯咪唑	7.1	0.1
卡比马唑	1.9	0.8
丙基硫氧嘧啶	3.3	0.4

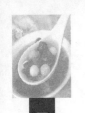

115. 甲亢病人采用药物治疗时，服用丙基硫氧嘧啶比他巴唑好吗？

丙基硫氧嘧啶和他巴唑（甲巯咪唑）都属于硫脲嘧啶类药，它们的药理作用都能够阻止甲状腺激素的合成和改善身体免疫功能，用药以后，因为甲状腺激素减少了，最终甲亢病情得到控制。

临床上两种药的疗效没有差别，但丙基硫氧嘧啶通过胎盘比他巴唑少，对胎儿的影响较小，在妇女妊娠早期胎儿大脑发育期选用较为合适。所以，甲亢妇女怀孕的初期，当甲亢没有被控制时，应选用丙基硫氧嘧啶。丙基硫氧嘧啶在用量较大的时候，还可以减少甲状腺素（T_4）在血里变为三碘甲状腺原氨酸（T_3），而 T_3 升高时对甲亢病情的活动更加重要，这是丙基硫氧嘧啶另一个药理特点。而病人同时伴有血转氨酶升高的首先选用的是他巴唑或赛治；不少甲亢病人为了吃药方便，减少每天的吃药次数，常选用他巴唑或赛治。

从用药以后的副反应来看，丙基硫氧嘧啶比他巴唑总的反应略微小些。

116. 治疗甲亢用甲基硫氧嘧啶吗？

甲基硫氧嘧啶与丙基硫氧嘧啶是属于同一个类型的硫脲嘧啶类药物，只是在其化学结构上前者带一个甲基，后者带一个丙基。从药的效果来看，二者都是有效的，没有多少不同，而不良反应两种药却有较大的差异，丙基硫氧嘧啶各种反应的发生率为3.3%，白细胞缺乏为0.4%；而甲基硫氧嘧啶各种反应的发生率则高达13.8%，白细胞缺乏为0.5%。正因为甲基硫氧嘧啶的副作用较多，在许多国家和地区，我国也是一样，此种药已逐渐被淘汰了。

 117. 药物治疗甲亢以后，身体发胖会长久
存在吗？

甲亢的特点之一是机体的新陈代谢增高，合成代谢比分解代谢相
对减少，因此，得了甲亢以后，虽然吃饭比得病以前多，活动并没有
增加，体重反而日益下降。常常见到有些病人得了甲亢以后，在较短
时间里体重明显下降，有的可减少几千克，十几千克或更多，有些瘦
的就像皮包骨一样。经过抗甲状腺药物治疗以后，甲亢病情的逐渐改
善，首先好转的就是体重的上升，经过 2~3 个月的用药，很多病人
的体重可恢复到病前正常时的水平。不少人还超出了病前的体重水
平，变胖了，但这种长胖，长到一定程度，就不会继续再增长了。而
且，随着以后用药剂量的不断减少或停服，长胖了的体重，大多数可
以再度减回到正常时候的水平。极少数病人于停药后，体重超出病前
的水平。

118. 按医生嘱咐，长期服抗甲状腺药物治疗
甲亢，对病人身体有害吗？

正规的长期服用抗甲状腺药物治疗指的是从开始用药不间断地连
续用药 1~2 年。这个期限是治疗的总的考虑，在用药期间，根据病
人的具体情况和病情的变化，医生可能会安排调整用药时间，适当的
延长或缩短。长年累月的这么长时间的服药对病人的身体有没有害
处？这是很多病人关心的。

大多数药物服用后进入人体内，都在肝脏里代谢，然后经过肾脏
排出体外。抗甲状腺药也不例外，长期用药，尤其是药量较大的时
候，一定要按时检查肝脏和肾脏功能，观察有没有受到损害，以便根
据情况及时采取治疗对策。服用抗甲状腺药物时引起肾脏改变的，临

床上不多见，极少见到在用丙基硫氧嘧啶一段时间，有发生小血管炎的病例。

抗甲状腺药治疗过程中，严重的反应就是对血液的影响，最厉害的是引起白细胞缺乏。这是一个不容忽视的问题，一般服药以后对白细胞的影响多在用药后的 3~6 周，但是服药数月以后，白细胞仍然有可能受到影响。所以，长期服药的病人，随查血液变化，尤其观察白细胞改变也是应该的。这点在复诊观察时，医生会安排和提醒的。

119. 长期药物治疗甲亢，会脱头发吗？

甲亢病人在使用硫脲类抗甲状腺药物治疗过程中，有极少数病人可能出现头发脱落，在这些病人中，多数为头发稀疏，在梳头的时候，见到有较多的头发脱下，少数病人可有部分或是成片的脱落，甚或头的大部分头发或完全脱掉。遇到这种情况出现时，不要恐慌，在医生指导下减少抗甲状腺药物的剂量，或者将原来用的他巴唑或赛治换用丙基硫氧嘧啶；有时也可将同一种药从某个药厂生产的换成另一个厂家生产的，经过一段时间的处理，脱发最终会逐渐好转、恢复。

120. 长期药物治疗甲亢，会有关节痛吗？

有些甲亢病人在开始用硫脲嘧啶类抗甲状腺药治疗的时候，感觉关节疼痛，可以在少数几个关节，也可能大、小关节都受影响，这时如果使用一般的镇痛药效果并不显著，而在减少抗甲状腺药量或停止用药以后，关节疼痛就自然好转。这种关节疼痛和甲亢病伴有的类风湿关节炎、肩关节周围炎不完全相同，如果是伴有后边这些病变，在甲亢尚未经治疗时已有表现，而且对镇痛药常常是有效的。

用药以后引起关节疼痛的反应，临床不多见。

121. 甲亢病人如果病还没有治好，又得了别的病，还需继续用治甲亢的药吗？

甲亢病人在用硫脲嘧啶类抗甲状腺药进行长期治疗的时候，如果又得了其他疾病，如感冒、呼吸道或泌尿道感染或是其他疾病的时候，对这些后得的疾病，需要根据它们病因进行相应的处理，根据病情，应该吃药的就吃药，应该打针的就打针，应该手术的就手术。除此以外，对原有的甲亢病的治疗，一定不能中断，不仅如此，如果需要，有可能还要增加抗甲状腺药的药量。等到后得的病好转或治愈，逐渐停用相应的治疗（如消炎药）以后，临时加量的抗甲状腺药就可以减回至原来的用量。

对原有甲亢又得了别的病的处理，有些病人的做法是减少或停用已经服用已久的抗甲状腺药，这是一个认识上的一个误区，这样做是不合适的，不应该的，甚至是有危险的。因为后得的那些疾病，有可能使原有的甲亢病情加重，甚至是引起甲亢危象的诱因。

122. 通常治疗甲亢的药，服用以后病人会发胖，这些药是激素吗？

通常治疗甲亢的药主要有他巴唑、赛治及丙基硫氧嘧啶，它们的化学结构很相近，都是属于硫脲嘧啶类药，其药理作用是药物进入病人的甲状腺以后，阻止甲状腺激素的合成。所以称为抗甲状腺药，是对抗甲状腺激素生成的药，这些药本身都不是激素，不是激素类药。

甲亢病人在病情没有控制好以前，由于新陈代谢增高，病人主要表现之一是明显消瘦。当用抗甲状腺药治疗以后，随着病情的好转，体重也就逐渐上升，这种情况在治疗几周以后就会出现。甲亢完全控制后，病人的体重常会恢复到得病以前的水平，有少数病人甚至体重超过得病以前的重量。

通常人们有一种概念：认为用了激素会发胖。确切地说，这指的是肾上腺皮质激素，如可的松、泼尼松或甲强龙等。硫脲嘧啶类抗甲状腺药既不是激素，更不是肾上腺皮质激素，所见到甲亢治疗后的发胖与药物的性质属于激素的认识不相干。

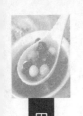 123. 在用抗甲状腺药物治疗甲亢时，每个病人的用药维持剂量一样吗？

硫脲嘧啶类抗甲状腺药是常用的治疗甲亢的方法，病人在用药治疗、甲亢的临床表现得到控制以后，需要调整药的使用量。

谈到逐渐减少药量，就是从治疗剂量转变为维持剂量，由于每个病人之间原来的病情不相同，对药物治疗反应也不同，用药期间每个病人的精神状态、生活安排、工作情况等也不完全一样。所以，药物的维持剂量不完全相同。而且不同病人之间的维持药量可能相差很大，即使是同一个病人，针对已经治愈和病情复发，所用的维持剂量也不一定相同，这就是通常说的用药要因人而异，要个体化。

为了达到满意的治疗效果，用药期间一定要定期去找医生随诊，根据病情来调整和安排药量，这点非常必要。

124. 国产和进口的抗甲状腺药有什么不同？

目前，各医院和市面上的抗甲状腺药，包括有赛治、他巴唑及丙基硫氧嘧啶，前者中，赛治、他巴唑分别为进口药和国产药，而丙基硫氧嘧啶既有国产的，也有进口生产的。由于运输和采购渠道的不同，不同地区、不同医院所供给病人的药的品种不完全相同，但不论药品来源于哪个产地或国家，同类药之间，药效没有不同。

125. 得了甲亢以后不定期去看医生，自己调整药量行不行？

甲亢病人如果选定长期采用硫脲嘧啶类药进行治疗，应当在医生指导下用药。

病人在服药后，有可能出现药物（不良）反应，还有在服药过程中，也会发生因为药物过量而产生甲状腺功能减退症。明显的药物副反应像皮疹、瘙痒，容易被察觉，而有些表现，病人自己认为不一定与服药有关系，也有些反应在早期，没有任何表现，病人自己也没有任何感觉，这时只有定期去找医生检查，才能够得到明确诊断和恰当的处理。

通常病人对甲亢病情变化和治疗，缺少足够和系统的知识，难于从一些病情变化中发现问题；另外，病人从第一人称的角度也难于对自己的病情做恰如其分的估计，容易看得过重或过轻；还有缺少实验室检查提供的客观数据。正是由于这些原因，病人在用药后不应该自己调整药量，更不要没有征得医生意见就自行停药。

欲取得治疗的成功，及早能控制病情，尽可能提高治愈率，医生细心的指导、帮助和病人密切的配合，是必不可少、缺一不可的。

126. 仅用心得安（普萘洛尔）可以完全治好甲亢吗？

如果打算用药物治疗甲亢，一般来说，只能采用硫脲嘧啶类抗甲状腺药物，必要时可同时加用普萘洛尔或与其相类似的辅助药。因为硫脲嘧啶类药能够减少病人甲状腺激素的生成，最终消除甲亢症状，使甲状腺功能恢复正常。而用普萘洛尔以后，虽然可以改善病人的心动过速、身体抖动、情绪激动、焦虑、怕热、出汗和一些眼部的征象，但对病人对氧的消耗、甲状腺肿大、眼部的病变，尤其是甲状腺功能都没有影响。因此，对于甲亢病情严重的病人，用硫脲嘧啶类药物治疗的同时，加用些普萘洛尔是有好处的，而仅单独用普萘洛尔治疗甲亢，只能减轻部分症状，不可能从根本上治好甲亢。

少数对硫脲嘧啶类药物用药后有严重副反应的病人，如白细胞明显减少，为避免再度发生这些严重副作用，不能轻易再次服用此药。需要调整战术，更改治疗方案。有的学者建议，可以单独用较大剂量的普萘洛尔，等到病情有好转后，可考虑手术治疗甲亢。但这只是少部分人的认识和做法。

和普萘洛尔类似的药还有氨酰心安（阿替洛尔）及贝他乐克（美托洛尔）等。

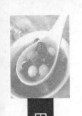

127. "难治性"甲亢真的难治吗?

在极少数的甲亢病人中，不论是采用哪种方法进行治疗，甲亢控制"始终"都不能令人满意，有人称这种甲亢为"难治性"甲亢。

其实这是一个有争议的问题，病人甲亢病情得不到满意控制，对绝大多数病人来说，或是由于医生安排治疗不得法；或是病人本身对治疗在一段时间内，从来没有很好地配合用药；或是只注意了特殊药物治疗，而忽视了个人在用药期间的生活规律、精神放松、休息和饮食安排。所以尽管一直在用药，但病情始终未能得到很好控制。还可见病情在一段时间好，而在另一段时间有波动，难于控制得很好，不稳定。这些情况多半是有原因可寻的。总之，甲亢病经过合理和适当的治疗，最终是能够控制好的。

128. 伴随肢体麻痹的甲亢，选用哪种治疗方法好？

甲亢伴随有肢体麻痹的病人，在麻痹发生时，应该静脉点滴或者口服钾盐，为处理甲亢病本身，通常用的三种治疗方法都可使用。但从减少今后甲亢的复发概率考虑，应选用药物治疗后甲状腺手术或放射性碘治疗更好。因为麻痹发生是在甲亢未控制的时候，长期抗甲状腺药物治疗后，甲亢复发的机会较多（大约占治疗病人的一半），因此应选用药物治疗以外的其他两种方法比较好，至于另外两种方法中哪一种更好，需要根据病人的具体情况来定。

129. 结节性甲状腺肿伴随的甲亢，选用哪种治疗方法较好？

结节性甲状腺肿伴随的甲亢，又叫作毒性结节性甲状腺肿，这是多发生在中、老年女性的一种较常见的甲亢类型，这种甲亢的临床表现较轻，甲亢常见的表现不明显，甚或很少。

关于毒性结节性甲状腺肿的治疗，通常采用的几种治疗甲亢的方法，都可以考虑，但根据毒性结节性甲状腺肿的特点，选用手术及长期药物治疗方案较为常用。手术治疗的理由是，手术切除甲状腺是治疗甲亢很有效的方法，治疗效果达到90%以上，而甲状腺结节虽然大多是良性的，但还有一部分有转为恶性的可能，选用手术方法可一举两得。但对不少这种类型甲亢病人，经医生检查没有任何甲状腺恶性病的迹象，病人对手术治疗又有顾虑，或一时没有进行手术的条件，选用长期的药物治疗也是可以的。

关于放射性碘治疗本病，因为有结节的存在，有可能药物不容易进入甲状腺，需要调整或增大放射性碘的用量才行，但是如果考虑病情有需要，并不是完全不能使用。

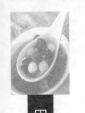

130. 甲状腺炎引起的甲亢，选用哪种治疗方法好？

甲状腺炎有几种，亚急性或慢性（淋巴性）甲状腺炎均可能伴有甲亢。大约60%的亚急性甲状腺炎，在发病的早期可以有甲亢表现，这种甲亢只存在较短时间，这是由于病毒感染后，使甲状腺里已经制造好的甲状腺激素，释放到循环血中而发病的，等到血里的甲状腺激素逐渐代谢、排出，血中甲状腺激素水平降至正常，甲亢表现自然会好转。除非甲亢表现很严重，对这种甲亢，很少需要进行特殊治疗，如果必须治疗，只可选用短期的抗甲状腺药物方法。

举一个亚急性甲状腺炎伴有甲亢的病例。某女士，27岁，因为嗓子疼，发热，经过治疗好转，1周后出现心慌，同时还有多汗，食量增加，大便次数增多，每天3~4次，颈部也感觉不舒服。10天前颈前疼痛，疼痛向耳下和肩部放射，并有怕冷、寒战、体重减轻。医生检查时见病人较紧张，皮肤有汗，甲状腺稍大，触摸时疼痛明显，伸出舌头稍有颤抖，心率130次/分钟，血中T_3水平超出正常2倍多。甲状腺摄取[131]I率很低，血沉增快。诊断亚急性甲状腺炎合并甲亢。仅只给病人用了心得安和消炎药，未用抗甲状腺药，1周后病情逐渐好转。3周后颈前又有疼痛，用镇痛药后好转，疼痛消失，以后未再来院。

慢性淋巴性甲状腺炎（桥本甲状腺炎）中，在病的早期，约有近1/4的病人可有甲亢表现，它的这种甲亢表现程度不一，可以较轻，也可以较重。对于病情较重的，应当进行特殊治疗，原则上只能选用抗甲状腺的药物治疗，如果诊断正确，治疗的原则是：用药的剂量相对要小，总用药持续的时间较一般甲亢病人为短。

举一个慢性淋巴性甲状腺炎伴有甲亢的病例，某女士，48岁，8

个月前感觉心发慌，出汗，食量增多，体重减轻，颈前不适，去当地医院检查，见到血中甲状腺激素明显增高，给予抗甲状腺药物治疗，用药 3 周后心已不发慌，食量也减少，脖子缩小了，但出现了怕冷，体重增加，查血中甲状腺激素很低，促甲状腺激素升高，随即停用抗甲状腺药。以后周身肿胀日益加重，并觉乏力，皮肤干燥，解大便困难，曾多次化验血甲状腺激素，均明显低于正常水平，促甲状腺激素也高于正常。经过甲状腺穿刺检查，病理结果为慢性淋巴性甲状腺炎，到来院时，一直持续服用甲状腺素。当时检查见甲状腺稍肿大，质地较硬，硬如橡皮，高低不平，心率每分钟 80 次上下，后来测量血中甲状腺自身抗体是明显增高的。

偶尔慢性淋巴性甲状腺炎和毒性弥漫性甲状腺肿两种病同时发生在同一个病人身上，称为桥本甲亢，这时立刻弄清诊断有一定困难，在还没有确定是由两种中的哪种原因或两种原因共同引起的甲亢时，此时治疗甲亢的药物方案的制定，需要谨慎考虑、合理安排。

131. 甲状腺腺瘤引起的甲亢，选用哪种治疗方法好？

单个的甲状腺腺瘤引起的甲亢，又叫作功能自主性甲状腺腺瘤，较少见。临床表现是除了颈前下方常可摸到一个孤立的结节（包块）外，其他甲亢表现和一般甲亢没有两样，做放射性核素（同位素）扫描检查时，可发现有对放射性核素摄取明显增强的结节，医学术语叫作"热结节"，常常见到结节以外的甲状腺，失去的正常吸收碘的功能。

对功能自主性甲状腺腺瘤的处理，两种治疗方案均可选择，一个是在适当药物准备后，进行腺瘤切除（剔除）手术；再一个就是放射性碘治疗，对由于功能增高的腺瘤使周围正常的甲状腺组织摄取碘能力受抑制（甲状腺不摄取碘）的病人，这种治疗方法更合适。

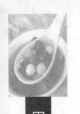
有些病人，因为某些原因一时还不能采用上述方法治疗的，暂且可用抗甲状腺药处理，但从病变性质考虑，这种方法只是权宜之计，是暂时的，不能从根本上解决问题。

132. 用含碘多的药物引起的甲亢，选用哪种治疗方法好？

含碘多的药物，如治疗心律不齐的乙胺碘呋酮（胺碘酮），为检查胆囊和肾盂用的含碘的造影剂等均可能引起甲亢，此种甲亢称为碘甲亢。

碘甲亢在碘缺乏和不缺乏的地区均有发生。这种类型的甲亢，临床表现多半不严重，病人的甲状腺通常不肿大。发生碘甲亢的原因可能是：药物将病人肝脏中的甲状腺激素置换出来；药物使甲状腺激素的代谢清除减少以及碘剂作为甲状腺激素原料，可使甲状腺激素产生增多等诸多因素引起的。

碘甲亢时，如果甲亢的表现不严重，只需要对症处理即可，因为此种病人的甲状腺产生甲状腺激素的能力并没有增强，只要已经生成的过多的甲状腺激素，经过代谢减少以后，甲亢会自然好转；少数病情较重的病人，需要用抗甲状腺药，但这种甲亢和常见的甲亢不同，用药的时间不要太长。

由胺碘酮引发的碘甲亢，减少或停止用胺碘酮，从道理上固然重要和必要，但病人原有的心脏毛病不可小视，在处理时，医生会权衡二者的利与弊。

133. 长期抗甲状腺药物治疗甲亢时，必须同时用甲状腺激素吗？

长期抗甲状腺药物治疗甲亢时，同时用甲状腺激素与否，医学界一直有不同的看法。在欧洲曾有许多医生，系统观察了一些国家的共200家医院的甲亢病人，病人患甲亢后在用抗甲状腺药的同时，一大组病人同时用了甲状腺激素，而另一大组则始终没有用，结果从治疗甲亢的效果来分析，两组病人没有明显差别。但是在医学文献中，也有一些学者持有不同的观点。

我们根据多年的工作体会，认为有几种情况应该同时使用甲状腺激素：①在得甲亢的同时，病人眼睛已有明显损害（如眼球突出）或治疗当中眼突的更加厉害；②病人在抗甲状腺治疗之初或治疗过程中，脖子长大的明显；③用抗甲状腺药的时间（如1~2月以内），就出现了甲状腺功能低减表现。除此以外，长期并用甲状腺激素的做法，似无必要，那种从病人服用抗甲状腺药一开始到停药的漫长过程中，甲状腺激素始终并用的治法，不可取。

134. 长期抗甲状腺药物治疗甲亢时，同时用补药或用别的中药好吗？

在长期抗甲状腺药物治疗甲亢的时候，应该不应该，可以不可以同时用一些补药或用别的中药，这是不少病人关心的问题。

按通常的思路，病人在治疗疾病时，多使用一种或几种药，似乎比单用抗甲状腺一种药更好。也就是多一分力量，多一分收获的思维逻辑，但就甲亢而言，中医的认识及辨证对每个病人并不相同，不加分析地使用补药不一定适合。在中药当中，治疗甲亢时常包括有海藻、昆布、牡蛎等含碘多的物质，用了这些物质，从西医角度看，使甲亢总的治疗时间拖长了。况且，西药中硫脲嘧啶类药的抗甲状腺的（疗效）作用是肯定的，早已被公认，不加用其他药一样会有很好的效果，如果同时加用了其他药物，治疗期间一旦病人发生了不良反应，反而使得原因复杂化，增加了寻觅和侦破病因的困难。所以，甲亢病人对甲亢病本身而论，在长期抗甲状腺药物治疗的时候，尤其甲亢症状还没有控制时，不一定要同时用一些补药或其他中药。

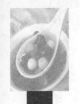

135. 甲亢病人在用抗甲状腺药物治疗时，都需要预防性的用升白细胞的药和保肝的药吗？

在用抗甲状腺药的过程中，一些可能发生的合并症是否需要预防性地给药，对这类问题应该全面考虑。甲亢病人在选用抗甲状腺药物治疗过程中，少数病人出现白细胞减少或肝功能损害，为了防止这些情况的发生，有些做法是：不加选择地或常规地、一律从治疗开始之时，就同时加用升白细胞的药，如维生素 B_4、利血生、鲨肝醇或一些保肝药物。

采用硫脲类抗甲状腺药治疗方案，整个过程是漫长的，不是几天或几周就会结束。而治疗过程中白细胞减少或肝功能损害，这些可能发生的合并症的概率并不高，尤其是白细胞减少更为少见，这种"防一惩百"的做法，不如在药物治疗期间进行细致的病情观察和监测，一旦出现了合并症的先兆或苗头，及时进行处理还为时不晚。这样可以免去一开始就附加药物，给病人带来不必要的负担。

136. 有人说可以用碘治疗甲亢，这种说法对吗？

在硫脲嘧啶类抗甲状腺药还没有被发明和应用于临床的很多年以前，曾经用碘治疗过甲亢。但随着医学科学的进步和发展，硫脲嘧啶类药及放射性碘的应用，临床上早已不再单独用碘治疗甲亢了。

目前，碘剂在甲亢病的临床使用只有两种情况：一种是用做甲状腺手术以前的准备，目的是为了减少手术时的出血，也为了方便手术的操作；另外一种情况是用在甲亢危象发生时的紧急抢救处理。

碘剂的应用，必须按照医生指导进行，不要轻易服用。值得提醒的是：不适当地用碘，会影响甲状腺功能的检查，也会延缓抗甲状腺药的疗效，还会干扰放射性碘的治疗。

137. 一般甲亢病人需要用可的松一类的糖皮质激素进行治疗吗？

可的松一类的肾上腺糖皮质激素，还有泼尼松及地塞米松等。对甲亢的影响，主要是阻止甲状腺对碘的摄取，而碘是生成甲状腺激素的原料；对下丘脑和脑垂体也有影响，从而抑制甲状腺功能，并直接作用于甲状腺，减少甲状腺激素的释放；还能阻止血中的 T_4 转变为 T_3；皮质激素对调节免疫也有作用。由于皮质激素有这么多作用，当病人使用了以后，甲亢病情会有好转。虽然如此，医生对甲亢病人单独使用皮质激素的不多，也很少在用抗甲状腺药的同时使用皮质激素，这主要原因是肾上腺皮质激素有许许多多副作用。有些医生出于某种治疗的目的，在密切观察下使用皮质激素，这对个别病例或许是合适的，但是不能作为一般通用的、常规的治疗方法。

目前，只有在甲亢伴有的严重的眼睛病变（甲状腺相关性眼病）和发生了甲亢危象时，才考虑用肾上腺皮质激素，才认为是经典的适应证。

138. 甲亢病人在抗甲状腺药物治疗后，眼睛越来越鼓怎么办？

甲亢同时有眼睛改变的病人，随着甲亢的治疗，多数病人眼睛改变也会相应地好转或治愈；也有些病人，甲亢治疗后眼睛没有明显的变化。少数病人，虽然甲亢病情逐渐减轻，而眼睛改变却日益明显、加重。也就是说，经过抗甲状腺药物的治疗，只有极少数病人的眼球

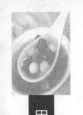

越来越鼓，会渐渐地突出来。

毒性弥漫性甲状腺肿的发病，是由于机体的免疫功能的紊乱，而眼睛病变和突眼也有免疫功能不正常的因素存在，二者发病有相同的地方，但也有各自不同的特点。正因为如此，在治疗甲亢以后，眼部改变会出现不同的表现和结局，但这其中的原因和奥秘还并不完全清楚。

甲亢治疗后，少数病人的眼睛出现不适感觉，发胀或变得突出，绝大多数并不严重，很少发展到影响视力的程度。但对这些现象不可忽视，应去找医生治疗，必要时调整抗甲状腺药的药量或同时加用其他相应措施。

139. 甲亢引起的突眼可以治好吗？

毒性弥漫性甲状腺肿的甲亢，除表现有甲状腺功能亢进，引起全身各个系统、组织的功能增强外，还常有甲状腺肿大及眼睛的改变。

这种眼睛改变，在有些病人仅只感觉到眼球不舒服，眼内异物感、怕光、流泪、眼痛；有的有眼球突出，甚或有眼球活动受限，看东西时图像成双（复视），眼睛闭合困难，以至视力下降、失明。严重的甲亢引起的眼睛改变，通常不厉害，而且多数病人随着甲亢的病情好转而减轻；但有极少数病人在临床常见甲亢表现中不明显，眼睛改变却可以很严重，说明眼病和甲亢在病因上虽相互有联系，但不完全相同。

当甲亢经治疗被控制以后，眼睛的改变大部分可能减轻、恢复，但少数也可能改变不大，还需要采用其他治疗眼病的有关措施。

140. 甲亢心脏病能够治好吗？

甲亢心脏病如果心脏功能是正常的，随着治疗后甲亢的逐渐好

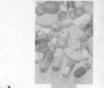

转，心脏病也会逐渐好转。心脏功能不正常的，如果有心律不齐或心功能衰竭，医生就会在门诊或住院给予相应的处理，甲亢的治疗反应和治疗效果，对心脏功能不正常的与心脏功能正常的人相比，差别不大。

141. 甲亢伴心脏病的时候，还能做甲亢手术或同位素治疗吗？

甲亢伴心脏病时，如果心脏的功能正常，或心功能受损不严重时，对甲亢本身的治疗对策常选用抗甲状腺药物或同位素方法，手术对病人是有创的，一般不推荐做或不作为第一选择。

142. 为什么甲亢病人在长期药物治疗停药后，还要定期去医院检查？

采用硫脲嘧啶类抗甲状腺药长期治疗以后，有半数的病人甲亢可以得到治愈，从此病情消退，以后不再复发。但还有半数病人，在停药后病情还会复发，这些病人的病情复发，可以在停药后的较短时期，也可以在几年甚至十几年以后，而大多数病人的复发是在停药后的三年以内，半年至 1 年的更常见。正因如此，为了及早查出病人停药以后是否有复发，便于尽早得到恰当的处理。所以，虽然病人已经停药了，仍然应该按照医生的嘱咐，按约定日期去医院检查。原则是停药时间越短，复诊时间越近。

143. 甲亢病人在药物治疗过程中遇有发热怎么办？

甲亢病人如采用长期抗甲状腺药物治疗，多半需要 1～2 年时间，

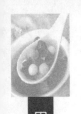
有的病人需要时间还要长。在这么长的时间跨度里，病人感冒发热或其他一些病毒或细菌感染的机会是难免的。如果有了发热，甲亢病人应该怎么办？

甲亢伴随了发热，首先要考虑发热与甲亢是一回事，还是两个病引起的。如果是一回事，仅只是甲亢伴有的发热，还是甲亢有危象或有发生危象的可能。如果仅有低热，这在甲亢是不少见的，病人体温多在38℃以下，甲亢控制以后，也就不再发热了；而甲亢危象引起的体温升高，应是高热，体温常在39℃以上，同时还会有神态异常，心率明显增快等重病表现，如考虑有危象存在，须尽早去医院救治。

甲亢如同时伴有感冒引起的发热，是暂时的，或短时间的。此时，如果没有因为发热使得甲亢病情加重，在继续用抗甲状腺药同时，加用治疗感冒的药就行了。而病人发热严重，或是甲亢的表现也有增重时，需要用退热及消炎药，必要的时候，应该增加抗甲状腺药的药量，等到炎症消失，热退了，再将抗甲状腺药退回到原先的剂量。有些甲亢病人，在发生了感染以后，非常重视治疗感染，积极用消炎药物，却将原来使用的抗甲状腺药减量或停用了，这是不应该的，这样做对病人的健康很不利。

144. 甲亢病人在药物治疗时，如果因为别的病必须手术治疗怎么办？

甲亢病人在抗甲状腺药物长期治疗的时候，如果又得了别的疾病，如阑尾炎、胆囊炎，或因其他外科或妇产科的急症，需要紧急做手术时，应该由手术科室医生和内分泌科或内科医生共同研究商量处理。后来出现的疾病，多很紧急，是威胁病人当前健康的主要矛盾，是危及病人生命的急症，手术常常是最好的或唯一的治疗选择，所以，尽早手术是当务之急。为了给手术治疗准备最好的条件，保证病人安全，同时避免手术加重甲亢病情，对原有甲亢的治疗，需要加以补充和调整。原来甲亢病情控制得较好的，手术时用些镇静剂及适量增加抗甲状腺药已足够；而原来甲亢病情控制得尚不稳定的，必须增大抗甲状腺药的用量，多数情况下，还要加用碘剂。总之，甲亢同时做其他急症手术，不能单只看到需要手术治疗的疾病这一方面，更要有全局观点，要想到由于手术可能使甲亢病情进一步加剧，甚或有诱发危象的可能，这点非常重要。

145. 甲亢治疗中能行甲状腺以外的一般手术吗？

在一两年漫长的抗甲状腺药物治疗期间，如果甲亢病人得了需做手术的疾病，如外科病（皮下脂肪瘤、乳腺病）、妇科病（卵巢囊肿、子宫肌瘤）、耳鼻喉科（扁桃体）、口腔科（拔牙）等时，能不能做手术，专科医生和病人常提出质疑，难于决断。

此时，如果甲亢的病情已经控制满意，临床和实验室检查均正常，上述的这些手术应该做。与没有甲亢的病人相比，值得注意的是，要在医生密切监测、观察下，可以考虑做这些病的手术。而甲亢病本身还没有被控制，或控制的不满意，病情仍有起伏、波动时，应当积极有效地将甲亢控制住，然后再考虑对其他需要做手术的病进行手术安排。

当然，有的病人愿意把当前的甲亢病完全治愈后，再做上述非紧急的常规手术，这也是不错的选择。

146. 甲亢治疗后病情再发，再次治疗和第一次治疗效果一样吗？

甲亢病人不论采用什么方法治疗，总难免有些病人还会复发，人们担心的是，如果病情再发，再次治疗还和第一次治疗效果一样不一样？概括地回答：主流效果是一样的。

如原来采用的是长期药物方法，复发后可选用甲状腺手术或放射性碘治疗，或再次用硫脲嘧啶类药物，仍然会收到很好的效果，但和第一次用药治疗一样，一些病人治疗后同样可能会再次复发（第二次复发）。

如原来已经做甲状腺大部切除，或放射性碘治疗，复发后再用抗甲状腺药物，和第一次药物治疗一样，疗效同样是好的。有些采用放射性碘治疗病人，在短期内病情还没有得到控制的，可考虑二次放射性碘治疗。

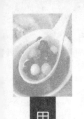 147. 甲亢病人长期（数年或数十年）用抗甲状腺药合适吗？

长期用抗甲状腺药物治疗的概念，指的是用硫脲嘧啶类药物治疗甲亢，连续不间断地持续服药 1~2 年。有时对甲亢病情严重的或一些复发的病人，用药时间可能还会再延长一些。

对正处于长身体时期的儿童及青少年，和年龄较长的老年甲亢病人，由于生理的特点和治疗的需要，常常将抗甲状腺药用药期限适当放宽，延长至几年甚或十几年。但对这种考虑和安排，也有不同的认识和做法。

一般情况下，甲亢病人的总共药物治疗时间，按 1~2 年的定位安排已经足够。在疗程期满、有关的实验室检查正常后，可以停药观察。如果是甲亢病情又犯了，可按复发进行处理。或是再度开始药物长期治疗，或更换其他治疗方法。

如果没有特殊理由，只是病人由于担心、恐怕病情复发的防护心理，虽已经用药治疗 2 年多，还继续延长用药时间达数年或更长时间，这种做法不应该，对身体没有好处，是不可取的。

大多数药物进入人身体以后，要经过脏器的代谢，解毒和排泄，在长时间用药过程中，医患双方既要看到药物能治病的一面，更要想到药物可能对身体会产生不利影响的一面。俗话说"是药三分毒""药是双刃剑"不是没有道理的。

148. 长期使用抗甲状腺药治疗甲亢时，不减少药量行不行？

长期服用抗甲状腺药治疗甲亢，应该按照每个病人的个体病情状况来确定和调整药的剂量。从治疗开始，就始终不变的用同一种药量，长年累月地、一成不变地服药的做法是不对的，"不分来犯敌人武力的强弱，用固定数量的兵力来对待"，这样做，对身体健康反而有害。

抗甲状腺药治疗甲亢，在病情严重的时候，药量应该足够大，这样能尽快地控制住病情；当病情好转后，需要把药量逐渐减下来。在以后长期的用药过程中，随着病人生活、工作和学习等的变化，病情也可能有小的起伏，那时候，可以根据病情改变，及时调整药量就可以了。但在任何情况下，都不应该长期固定不变地给病人连续使用较大剂量抗甲状腺药，或者是按照最初安排的较大剂量的药，始终不减少药量地用下去。这样做，有可能产生甲状腺功能减退，甚至会引发更加严重的后果。

149. 丙基硫氧嘧啶治疗中会发生小血管炎吗？

丙基硫氧嘧啶治疗中发生血管炎是非常罕见的。丙基硫氧嘧啶是治疗甲亢病最常用的药物之一。近年来，曾不断的有些报道资料显示，在用丙基硫氧嘧啶治疗甲亢时，病人血中会产生特殊抗体（抗中性粒细胞胞质抗体），并可导致自身免疫性血管炎。儿童甲亢在丙基硫氧嘧啶治疗时，小血管炎的发生率可能比成年人高。

丙基硫氧嘧啶引起的小血管炎，临床多表现为全身各系统和脏器受影响，而肾脏是最容易受累的器官，肾脏以外最常见的器官和组织是肺、黏膜、皮肤等。这种病的预后与发病时间长短有关系，如果遇到可疑是这种病，要及早去看医生。早期诊断是治疗成功的关键，对可疑者，需要及时停止用药，医生会根据情况来选择相应的措施。

有的学者提到，他巴唑（甲巯咪唑）也有在用后引起血管炎的，但这更为罕见。

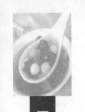

150. 如果准备采用手术治疗甲亢，手术前不用抗甲状腺药行不行？

所说的手术治疗甲亢，总的含义和部署应该是：经过抗甲状腺药控制甲亢以后，再施行甲状腺的大部分切除手术。

手术前服用一段时间的抗甲状腺药，是因为甲状腺手术本身对甲亢病人是一个不太小的打击，如果处理不当，有可能因此就引发危象，是不安全的。而预先采用抗甲状腺药将甲亢病情控制以后，再进行手术，就安全多了。所说的甲亢病情得到控制，就是临床上病人自觉甲亢症状得到明显改善，医生检查所见及实验室检查结果几方面都正常，而不是只根据部分的资料和数据对病情进行判断。甲亢病人从开始用抗甲状腺药到可以做手术的时间，需要 2~3 个月或更长些时间就可以了。在我们观察的近20~30年中，体会到：只要手术前药物准备充分、得当，手术过程都是安全的。

151. 甲亢的血管栓塞介入治疗是指什么？

血管栓塞介入治疗是近年来开展的一种新的治疗甲亢的有效方法，我国在 20 年前首次对此种治法进行报道介绍。方法的大致情况是在数字减影电视监视观察下，用导管放入病人的甲状腺动脉中，然后缓慢注入造影剂和栓塞剂混合液，用以造成甲状腺的栓塞，可以产生和甲状腺大部切除手术类似的效果。

一般认为此种治疗适合甲状腺较大，抗甲状腺药过敏或疗效不佳，无法用手术或¹³¹I治疗和巨大甲状腺的术前准备。而初次得甲亢、甲状腺肿大不明显以及有血液和血管毛病的病人，不要选用。此种治疗方法所需费用相对较昂贵。

152. 得了甲亢，病人自己能够自由选择任何一种治疗方法吗？

甲亢病的治疗方法有几种，得了甲亢，病人可以自己和就诊的医生共同讨论、商量，最后选择其中一种最适合自己的治疗方法。

一般治疗甲亢方案的选定，要考虑多方面的因素：病人的病情和病人的意愿，医生的治疗经验和习惯，医院的设备和条件，家庭、社会和周围环境等诸多因素等。医生向病人介绍，说明每种治疗方法的特点和优、缺点，结合病人的具体情况，然后与病人商量，征得病人的同意，最后定下治疗方案。这样做，可以得到病人充分理解，调动了病人主观能动性，获得病人的积极配合，在漫长的过程中，使治疗安排得以顺利地进行，最终获得较为满意的效果。

153. 甲亢用药物治疗后，怎样才能减少甲亢不复发？

目前，因为对甲亢病人在长期用抗甲状腺药治疗以后，还不能精确的确定将来甲亢病情还会不会复发，所以，在停止用药以后，尽可能地避免或减少甲亢复发是非常重要的。

病人在停药以后，应按医生建议，按期去医院复查。平时和常人一样，可如常的生活，参加学习和工作；饮食中，可不必严格限制含碘食物，但不要过多或超量吃海味食品；要尽量避免思想极度紧张，工作过于劳累，生活和起居不规律等的诱发因素。当然，注意了这些，并不等于甲亢就一定不复发，但是，有很多事例说明，这些对减少甲亢复发确实是至关重要的。

154. 在长期药物治疗甲亢以后，能不能预先知道甲亢是否会复发？

甲亢病人经过长期抗甲状腺药物治疗后，病情还会不会复发，这是甲亢病人和医生都非常关心的问题。也是迄今为止医学界及专科医生一直迫切希望解决的重要课题。

一般认为毒性弥漫性甲状腺肿治疗后，病情长期缓解的有利因素是：病型为 T_3 型甲亢；甲状腺小（或不肿大）；药物治疗后甲状腺肿大消失或比治前缩小；甲状腺功能试验正常；促甲状腺激素降至正常；血中甲状腺刺激抗体阴性（转阴）或降到正常水平等。这些仅是一些医生可贵的临床实践经验，有一定的参考价值，是可供借鉴的参照尺度。即使是这些临床参考资料，也难于对大多数病人治疗后是否复发做出全面而准确的预测。

155. 抗甲状腺药物的使用与季节变化有关系吗？

抗甲状腺药（包括赛治或他巴唑及丙基硫氧嘧啶）治疗甲亢通常需要较长时间的用药，1~2 年的用药时间，必然会经过不同季节，跨越寒暑不可避免。在甲亢用药控制病情较为稳定的时候，有时随寒暑季节的改变，需要调整药量。在寒冬时，为增加身体的代谢，需要减少些药量，酷暑时，为减少代谢，需要增加些药量。虽理论上讲是这样，但临床因人而异，需个别化。因为临床影响病情变化的因素诸多，并不是每个病人在季节更迭时都要调整药量，事实上需要变更、调整药量的是极少数。

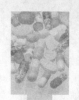

156. 甲亢在治疗后病情复发的时候，几种治疗方法如何互换选用？

所谓甲亢病人的治疗后复发，是指用某一种方法治疗以后 6～12个月或以上，甲亢表现再次出现。遇有这种情况，如何处理更好，虽然说还没有一个固定不变的章程可依，但医生在进行安排操作时，还是有原则可遵循的。

如果原来采用长期抗甲状腺药物治疗，当病情复发以后，药物、手术、放射性碘三种治疗方法都可选用。原来采用手术方法，复发后，首选长期药物治疗，其次是放射性碘治疗，一般不再次选用手术治疗。而原来用的是放射性碘治疗，复发后先考虑长期药物治疗，或再用一次放射性碘治疗，很少选用手术治疗。

这些治疗方法选用之间的互换原则是通常的做法，它们彼此之间有一定的互补性，但还要与病人当前的具体情况密切结合考虑，不是固定不变的。

157. 甲亢治好以后，病人还会感觉心慌吗？

心慌是甲亢病人很常见的症状。病人感觉心慌时，心率多半是比常人快的，正常人平时每分钟心率大多在 70～80 次，不少甲亢病人心率每分钟在 100 次以上。心率加快的道理主要是病人血里甲状腺激素过多，刺激心肌，使心脏的收缩增强，心的血输出量增加的结果。而此时心慌的感觉是因为心率加快后由于神经和精神综合因素引起的。

甲亢经过治疗以后，大多数病人，随着病情的好转、甲状腺激素产生减少，对心脏本身的影响逐渐消失，心率减慢，最终恢复正常。但有少数病人，心慌感觉仍然存在，有些在检查时心率仍可在每分钟

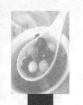

100次以上，而甲亢的其他临床表现都已不存在，化验血中甲状腺激素也已正常，对这些病人心慌感觉的认识，除了要考虑病人的心脏本身的疾病，还要想到有没有神经、精神方面的问题，尤其是处于更年期（45岁左右）的女性。

158. 得了甲亢以后，哪些体育活动可以参加，哪些活动对病的恢复没有好处？

得了甲亢以后，如果病情不是很重，在抗甲状腺药物治疗的时候，可以（也应该）参加一些力所能及的体育活动，这样做对于甲亢病情的恢复有益无害。但体育活动的安排要适当，譬如一般的散步，活动量不大的健身体操，非竞赛性的乒乓球、羽毛球、游泳等活动都可以参加，而消耗体力较多的跑步、登山和带有比赛性质的体力活动是不合适的。那些带有惊险场面、视觉冲击力较强、"很刺激"的活动，如滑雪、蹦极、游乐场的过山车、攀岩、漂流、汽车拉力赛等剧烈活动，在病情还没有治愈以前，以暂时不参加为好。

159. 吸烟或饮酒对甲亢病人合适吗？

甲亢发病主要是病人血里甲状腺激素增多，引起全身各个系统、组织、器官的功能增高，产生一系列临床表现。烟和酒均属于兴奋剂，对身体许多器官和组织有明显的兴奋作用。所以，这两种物质无论是对甲亢病本身病情变化，还是治疗药物对甲亢的作用，均会产生不利影响。

甲亢最常见的是神经、循环和消化系统方面的功能增强（亢进）表现，而吸烟和饮酒对这些器官和脏器都具较强的兴奋和刺激作用，久而久之，会使这些组织和器官的功能亢进表现更加严重，也可使本来处于轻微或不明显的甲亢变得更为严重，犹如雪上加霜，是不言而喻的。

甲亢在药物治疗时，一方面是服抗甲状腺药以减少甲状腺激素的生成；另一方面是病人有良好的生活安排，充足的睡眠，适当的休息，避免过度兴奋和激动，减少额外刺激等，这些都是非常重要的。而吸烟和饮酒却是提供、增加或增强兴奋和刺激，应该说这样做是与甲亢"抑制原则"正好相反的"兴奋手段"。所以，吸烟和饮酒都会减弱抗甲状腺药的治疗效果。

一些医学文献资料明确指出，吸烟对甲亢眼病（突眼，甲状腺相关性眼病）有不良影响，会使病情加重。这不只为甲亢眼病正确的辅助治疗提供科学根据，也对眼病治疗和护理提供有用的参考。

160. 患甲亢时能接种疫苗吗？

甲亢病本身和抗甲状腺药物治疗的时间是以月和年计算的，在漫长的时间里，病人难免会遇到外界环境的变化和影响。

预防接种是当今文明社会中防治疾病的重要方法和有效手段，诸如小儿时期的预防接种，如脊髓灰质炎（小儿麻痹）、三联（白百破）、麻风腮（麻疹、风疹、腮腺炎）、脑炎、脑膜炎、肝炎等，成人的预防接种，如常见的肝炎、流行性感冒等。在特定的年龄，特定的季节，特定的条件下，一些容易得病（易感）人群、医疗管理部门、医院、卫生院、社区，常预先主动进行预防免疫接种。

预防接种是很好的免疫防病措施，对正在患甲亢的病人适合不？关于这个问题的回答，应该说，根据甲亢病人的具体情况决定，如果甲亢病情已经获得有效的、满意的控制，随时可以接受预防注射，但在接种以后，应该密切观察病情变化，遇到有明显异常反应时，须及时找医生处理。如果甲亢病情还未控制，或虽已有好转，但还不够巩固，不稳定，为不使甲亢病情受到干扰，此时免疫接种暂缓考虑为妥。

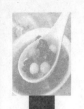

161. 甲亢病人在什么情况下需要住院治疗？

得了甲亢，绝大多数病人不需要住院，仅在门诊进行治疗和观察就可以了。

虽然甲亢病情有轻有重，病情很轻和很重的是少数，多数病人甲亢临床表现明显，不是特别严重，属于中等程度。甲亢病情轻的，或属于中等程度的，一般在门诊进行治疗，按医生嘱咐用药，定期去医院门诊随查。但病情严重（如心率很快，极度兴奋，消瘦明显）及伴有明显的并发症（如眼病、心脏病、肢体麻痹、肝脏病、怀疑甲亢危象等）时，依据病情的严重程度，必要时应该住院治疗。但对其中的多数病人，即使住院，也不宜终日卧床，如果病情许可，散散步，做做体操，轻微体力活动，对甲亢病情的恢复大有好处。

162. 病人应该如何正确"对待甲亢"？

甲亢是很常见的内分泌疾病，按现在的医学水平和医疗条件，顺应疾病的脉络和变化，通常医生是能够把病人的甲亢病弄清楚、检查出来，可以得到早期诊断和及时治疗。

目前，采用的长期服用抗甲状腺药、药物准备后的甲状腺大部切除手术和放射性碘治疗等常用治疗方法，都能收到很好的治疗效果。所以说甲亢是完全可以治好的疾病。

得了甲亢以后，不论是病人自己，还是病人的家人和亲属，都需要或尽可能地对甲亢病的发病和防治知识有恰当和足够的认识，了解疾病的走向，培育可以治愈的信心，病人和医生双方紧密配合，规律用药，按照指定时间去医院复查。此外，病人生活要规律，精神需放松，注意休息，不过度劳累，合理安排营养饮食等，这些都是对病情好转和减少复发必不可少的。

疾病阴影的笼罩是暂时的，明天的生活依旧美好，灿烂，多彩！

四

甲亢的并发症

 163. 长期药物治疗后，随着甲亢的好转，

原有的眼睛变化一定会好转吗？

临床上最常见的甲亢病中的毒性弥漫性甲状腺肿，除了有甲状腺功能增高，常常同时有眼睛的改变，以眼球的突出最多见。

还有一种病叫作甲状腺相关性眼病，过去也有人称作甲亢突眼，它除了表现有眼睛方面的异常，有相当多的病人同时也有甲状腺功能亢进，少数病人在眼病出现以前或出现以后，有甲亢表现。

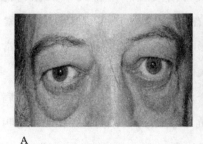 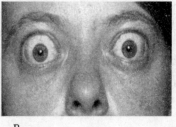

A   B

图　甲状腺相关性眼病

A：轻度　B：重度

甲亢和甲状腺相关性眼病从病的原因来说，可以是同一种病，也可以是发病原因有免疫方面的内在联系、又是各自独立甲状腺或眼睛的两种自身免疫疾病。正因为如此经过抗甲状腺药物治疗以后，随着

甲亢病情的好转，原有的眼睛变化，大多数可能逐渐好转，甚至能够完全恢复正常；但是有的病人也可能眼睛病变在治疗后变化不明显。换一个说法，也就是甲亢和眼病各有各的发展过程和规律，抗甲状腺药仅只控制了甲亢，对眼病却没有明显的作用。

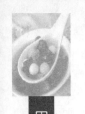

164. 甲亢药物治疗期间，病人的脖子增大还是缩小？

甲亢病人在用抗甲状腺药物治疗的时候，原来甲状腺肿大不明显的，可以逐渐肿大，而原来已经有甲状腺肿的，可能进一步肿大。治疗当中，这种甲状腺逐渐变大的情况，占病人的大多数；治疗时甲状腺始终不大，或原来已有的甲状腺肿没有继续增大的，这两种情况在病人中是少数，有人观察治疗中甲状腺肿大的占 2/3，不肿大的仅占 1/3。

引起甲亢病人的甲状腺肿大的原因是多方面的，有产生甲亢发病时的免疫方面的，有对甲状腺生长的相关抗体，有抗甲状腺药物治疗后的间接影响，也有年轻女性青春期的内分泌因素等诸多因素的参与。通常抗甲状腺药物仅只可能影响到甲状腺激素和免疫的异常，对减弱或消除产生或引发甲状腺肿大的其他原因，作用不大。

甲亢和甲状腺肿可以是同一个病引起的，也可能是由两种病引发的，这就可以解释"为什么经过抗甲状腺药物治疗以后，甲亢明显减轻或消除，甲状腺肿大改变不明显，甚或比原来更加肿大"的临床现象。所以说，甲亢经过药物治疗以后，甲状腺是肿大或是缩小，并不说明甲亢病情的加重与减轻，两者并不是"水涨船高"的直接相互关系。

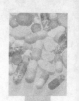

165. 甲亢都会有心脏病吗？

一般常见的或病情轻的甲亢病人，不会有心脏病，而得甲亢时间长或是较严重的甲亢病人，心脏会受到侵害，就可以有心脏病，这就是所谓的甲亢心脏病。原来已经患有心脏病的病人，不论是哪一种原因引起的心脏病，都容易得甲亢心脏病。

166. 甲亢本身会有肝脏的损害吗？

一些甲亢病人，可有肝脏功能的损害及肝脏肿大，严重的可出现两眼的白眼珠发黄，甚至皮肤发黄（黄疸）。从病因考虑，甲亢对肝脏的影响是多方面的，主要是由于代谢率的增加，内脏组织消耗氧量增加，此时由于供应内脏的血流增加不多，故而引起氧的相对缺乏，肝脏供氧不足时，肝内就会产生病变。另外，甲状腺激素对肝脏也有直接影响。还有在甲亢病情严重时，甲状腺激素对蛋白质的分解代谢作用，产生蛋白质缺乏和营养不良，对肝脏有不利影响。有人认为，免疫功能不正常，也会对肝脏有不良影响。在临床上可见到甲亢病人有肝脏肿大，验血时显示肝功能不正常，如血里转氨酶升高，胆红素增多。在伴随有心脏病的甲亢病人，当心脏功能受到严重损害时，或在甲亢发生危象时，肝脏受到的损害的机会就更多，受损的程度更加严重。

167. 甲亢时引起的肝病，在药物治疗甲亢好转以后，肝病会好转吗？

甲亢时肝脏功能的不正常，有两种可能：一种是由于甲亢病本身引起的，甲亢时由于甲状腺激素的增多，影响了肝脏的功能；另一种

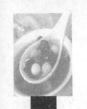

是甲亢病人在用抗甲状腺药治疗时，药物对肝的影响，引起肝功能不正常。由于引起肝病的原因不同，在甲亢治疗以后的结果也就不同。如果是由于甲亢本身引起的，用抗甲状腺药以后，随着甲亢的好转，肝功能会较快恢复正常；而由抗甲状腺药引起的肝功能和肝脏损害，只有在减少药量或不再使用抗甲状腺药时，不正常的肝功能才能够恢复。

甲亢时病人有肝功能不正常，需要根据发病情况与使用抗甲状腺药的相互关系、肝功能变化以及治疗过程中肝功能与肝脏大小的改变，来弄清其原因，以便确定正确的治疗对策。所以说，密切观察病人的病情，随查血中肝功能动态变化，是明确病因很重要的手段。

不论是由于哪一种原因引起甲亢病人肝功能损害，只要是肝功能不正常，就应该使用保肝药物。此时，如认为抗甲状腺药还可以用，所用剂量应该酌情减少，其他一些暂时可用可不用的药，最好不要用。

168. 甲亢会影响病人的骨头（骨骼）和关节吗？

不论是毒性弥漫性甲状腺肿，或是其他类型的甲亢，凡是发病的时间较长的甲亢，均可能影响病人的肌肉骨骼系统，最常见的是骨质减少和骨质疏松，也可伴有骨折。这些和甲状腺激素刺激骨骼的吸收有关系。肠道对钙质吸收受损害，也可引起骨质减少，在甲亢经过治疗病情好转以后，骨质疏松也可以好转。

甲状腺杵状指是毒性弥漫性甲状腺肿一种不常见的表现，指（趾）的末端膨大，好像鼓槌一样。发生于约1%过去与现在有甲状腺病的病人，常发生在手术或放射性碘治疗甲亢后约1年的时间。此种表现也伴有围绕掌骨关节和指（趾）的远端软组织肿胀的骨关节炎。病人的甲状腺功能恢复正常后，也可见有杵状指。主要表现包括肢端软组织肿胀、杵状指及骨膜炎，尤以掌骨多见。病人常同时伴有突眼及胫骨前黏液性水肿。本病有局部疼痛，触摸时骨膜上有新骨形成，炎症现象不明显。加用甲状腺激素或泼尼松治疗后，一些病人可部分好转，肢端及指部疼痛部分消失，骨膜的新骨增生消退。

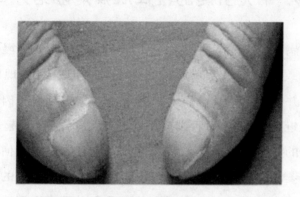

图　甲状腺杵状指

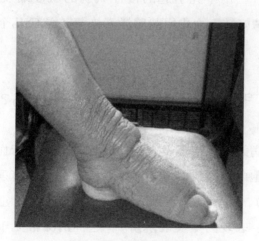

图　胫骨前黏液性水肿

甲状腺功能亢进症的其他骨头、关节表现还有肩关节周围炎、类风湿关节炎等。甲亢病人在甲状腺功能正处在亢进时，或功能恢复正常以后，可与肩关节周围炎同时存在，这两种情况同时共存的发生率还不清楚，有人介绍，在甲亢中，约有20%的病人可有肩关节活动受限。

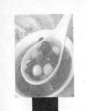 **169.** 甲亢引起的慢性肌病能够治好吗？

慢性肌病是甲亢病人常见的合并症，可占到毒性弥漫性甲状腺肿的80%，病人可以有肌力减弱或肌肉萎缩，但这些表现也可能不明显。这种合并症在中年女性病人中更常见，受影响的肌肉主要在肩膀及大腿的接近躯干部位的肌肉。甲状腺激素增多是引起肌病主要原因，病情轻的病人，仅只感觉疲乏无力，或可能没有任何感觉，严重的可见肌肉萎缩明显，常常是在蹲下以后，手不扶周围的东西，自己不能独立站起来；严重时，个别病人用手拿东西也有困难。对这种病的诊断，检查血中甲状腺激素固然重要，肌电图对肌病的诊断也是较敏感的检查指标。由甲亢引起的慢性肌病的肌萎缩及肌电图异常改变，在甲亢病情好转，血中甲状腺激素恢复正常后几个月内，都能完全消失。

170. 甲亢病人肢体会出现瘫痪吗？

少数甲亢病人在病情还没有被控制的时候，由于血中的钾离子从血液中进入细胞内增多，血里的钾减少，引起肌肉麻痹，多发生在四肢（胳臂和腿），尤其是双下肢，轻的仅表现无力，重的肢体站不起来，不能活动，表现为瘫痪（麻痹）。这种情况常见于在短时间里进食过多，过饱，或吃甜食较多的甲亢病人；或病人在短时间内有较剧烈的体力活动，过度劳累，瘫痪大多发生在两下肢，发生于上肢的比较少见。发作时，轻的肢体还能稍微活动，严重的自己完全不能活动，但此时肢体的感觉还是好的，体温不升高，人的头脑是清楚的。

甲亢引起肢体瘫痪，在欧美国家少见，在我国和其他亚洲国家中，大约每 100 个病人当中，有 2～3 个病人会发生麻痹，中年男性是好发人群，肢体麻痹的出现常常来得很急，由于麻痹发生来势凶猛，看来病情严重，遇到这种情况发生，不要恐慌，应及时去医院救治。

171. 甲亢引起的肢体麻痹能治好吗？还会复发吗？

甲亢引起的肢体麻痹，医学上称作周期性麻痹。发病时，病人会在短时间内两下肢不能活动，有些在站立时突然跪倒，严重的两个胳膊也不能动，个别病人的呼吸肌可陷入麻痹，危及呼吸功能，是甲亢中较严重的合并症。

国内资料报道，甲亢引起的肢体麻痹，大约占甲亢病人的 3% 左右，北京协和医院病例统计占甲亢病人的 1.8%。

虽然甲亢伴有肢体麻痹的发病人数并不多，但病情来得急促、"凶险"，应视为急症，遇到这种情况，当务之急是及早去医院，积极治疗。本病发作是由于血清中的钾浓度减低，所以治疗时除了治甲亢以外，静脉滴注及口服钾盐非常必要。

经过积极治疗，补充钾之后，在几个小时以后麻痹会逐渐好转、恢复。此种病人在平时应该避免进食过饱、少吃高糖膳食、冷天时注意保暖、防止情绪激动、避免剧烈活动及感染等，这样做，可以预防肢体麻痹发生，和麻痹好转以后的再度发生瘫痪，如仍有血钾的含量较低，需按医生嘱咐，在一段时间里，吃适当量的钾盐（如补达秀氯化钾缓释片）。

甲亢合并有肢体麻痹的病人，对甲亢的治疗方案选择，以选用手术或放射性碘治疗方法为好，因为长期抗甲状腺药物方法的复发率较高，治疗结束后一旦甲亢复发，肢体麻痹还可能再次出现。

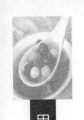

172. 男性甲亢病人的乳房可能增大，这是为什么？

有些男性病人在得甲亢以后，乳房可能会增大，有报道约有10%的男病人有乳腺增生，关于乳腺增生的发生机制，还没有一致的明确看法。

这种病人的乳房长大表现，有的仅只乳头底下的乳核长大，有些病人的乳房像少女的乳房一样增大，有的仅在乳头部位有异样的感觉，有的仅只感觉有轻微的疼痛，也有的病人自己没有任何感觉，仅在医生检查时才发现病人的乳房长大。检查时，乳房部位的皮肤既不发红，也不肿。甲亢伴有的乳房增大，可以仅一边有，也可能两边都大。

甲亢伴有男性乳房增大，多见于中年以上的男病人，随着甲亢治疗后病情的好转，乳房改变也会逐渐消失。

列举一个伴有男性乳房增生的甲亢病例：某男士46岁，病人在两个月前洗澡时偶尔发现双侧乳房长大，疼痛，一个月来四肢颤抖明显，手无法提笔写字，并觉心慌、多汗、无力，在一个月内体重下降5千克，人较以前健谈，易紧张，急躁，失眠，工作效率比以前减低。半年前大便次数增多，5~6次/日，成形便，曾因工作变动转型问题有过精神不愉快。检查时：病人较紧张，汗多，甲状腺弥漫性中度肿大，双侧乳房增大，不红，乳核直径2厘米，无压痛，也无乳汁挤出。心率98~108次/分，手平举时颤抖明显，血中甲状腺激素水平明显升高，经抗甲状腺药治疗2个月后，甲亢症状基本控制，两个半月后，两个乳房增大已不明显。

173. 甲亢病人的皮肤颜色会有改变吗？

有些人在得了甲亢以后，皮肤的颜色会变得比以前深，发暗，有的像曾经在强烈阳光下暴晒过一样。脸部和身体外露部位较为明显，但这些改变并不常见。大多数甲亢病人的皮肤颜色变化不明显。

皮肤颜色变深的原因，可能是由于身体的消瘦，病后的皮肤与未患病的比较是紧缩的，因此皮肤色素相对增多"浓缩"了，就会见到色泽加深。甲亢经过治疗病情好转以后，原来有的皮肤色素加深，也会随之消退，恢复到病前的正常颜色。

174. 甲亢病人会有皮肤颜色变白（白癜风）吗？

白癜风是指病人的皮肤颜色变浅、变白，可以变色的深浅不一，病变可以出现在身体皮肤的许多地方，像面部、胸背及四肢。白癜风不少见，病变轻重程度不同，可与毒性弥漫性甲状腺肿甲亢或其他自身免疫病同时存在，也就是说甲亢和白癜风同属于免疫异常的疾病。目前白癜风的治疗仍在积极的探索中，尚缺少很有效的治疗方法。

175. 甲亢会有贫血吗？

甲亢病本身一般不会有贫血。甲亢病情严重的，由于全身血管的扩张，可出现暂时的贫血表现，当甲亢得到控制后，贫血现象自然得到改善。极少数甲亢病人，同时可有严重的贫血表现，即有另一种免疫病——所谓的恶性贫血，对这种病人的治疗除了治疗甲亢本身，还需要使用特殊的生血药物。

176. 甲亢对血压有影响吗？

一般甲亢病人的血压多是正常的。病情较重的甲亢病人，血压可能会升高，尤其是收缩血压（高血压）。这可能是由于病人甲状腺功能正处在功能亢进时，心脏的收缩明显加剧而引起的。由于病时大血管的舒张（扩张）功能较正常时增强，收缩和扩张相互抵消、减弱，所以临床常见到大多数甲亢病人的血压多在正常范围。如果遇到甲亢病人的血压是增高的，需要查找原因。如果是因甲亢本身引起的，无需特殊治疗，待甲亢好转以后，高血压自然消除。

177. 男性甲亢病人在甲亢的病情控制后，会影响生育吗？对第二代有影响吗？

从优生优育的角度考虑，人们对男性得了甲亢以后，当甲亢的病情已被控制，会不会影响下一代的健康，也很关心。

在医学文献中，男病人得了甲亢，对其子女得不得甲亢或有其他方面的影响的观察资料非常少，但在我们长期的临床实践中，观察到的数十个家系中，很多成年男性患甲亢以后，当甲亢经过治疗病情已经缓解，印象中：其妻子所生下的小孩，没有发现患甲亢的或得其他疾病的婴儿人数比平常人多。

178. 甲亢危象的治疗原则是什么？

甲亢危象是内分泌的急症，虽然非常少见，病人病情危急，不可耽误，如果忽略了，没有及时查出，治疗不及时，对病人的生命威胁很大。一旦想到或是怀疑，应尽快去医院，进行紧急处理。

甲亢危象的治疗原则包括：

（1）根据病人的临床表现，积极地进行对症处理，如吸氧，降温，补充液体和营养，镇静，抗感染等。

（2）降低周围组织对甲状腺激素的反应。

（3）阻止甲状腺激素的生成和分泌到血液中。

179. 哪些原因会使甲亢病情加重，甚至诱发危象？

有许多原因可使甲亢病情加重，以至引起甲亢危象。

最常见的有感冒、上呼吸道感染、胃肠炎和泌尿道感染；其次，病人精神极度紧张、过度劳累、药物反应、心脏病、糖尿病酸中毒、低血糖以及分娩，尤其是非正常的（病理情况下）生产等；还有如果已经用了碘剂后突然将药停止使用。少见的原因还有甲亢用放射性碘治疗以后，以及过多、过重的触摸病人的甲状腺等。甲亢病情未控制就去做手术和手术操作，都会使甲亢的病情突然加重。

所以，甲亢病人尤其是病情还没有完全控制的时候，应当注意减少或避免上述的各种诱因，这些对防止甲亢的病情加重、不至发展成甲亢危象至关重要。

180. 甲亢危象能够治好吗？怎么预防？

虽然甲亢病人发生了甲亢危象，很危险，是可能危及病人的健康和生命，但随着医学的不断发展和进步、医学知识的普及、医生诊治水平的提高和医疗条件的改善，如果病人救治及时，治疗得力，很多病人能够转危为安。

所说的应激的诱发因素主要有感染、极度劳累、强烈的精神刺激、药物反应、手术准备不充分以及在放射性碘治疗以后等。对甲亢病人来说，得病以后，注意、避免和远离上述这些因素非常重要。

甲亢危象的后果大多是较严重的，但防止发生危象是完全可能做到的。

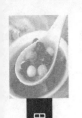

五

甲亢的后果和预防

181. 得过甲亢的病人，对今后的健康、学习和工作有影响吗？

甲亢是由于甲状腺激素增多，引起机体全身各个系统的功能增强的疾病，在甲亢病情进展的时候，由于各系统器官功能紊乱、不协调，病人的健康受到不同程度的损害，很多病人不能正常生活，工作能力可能受到不同程度影响。而不论经过哪种方法治疗以后，病人的各个器官功能恢复正常，临床症状消失，甲状腺功能检查转为正常，这时，不仅病人自己感觉和病前没有两样，就是医生从多方位、各角度检查也没有异常发现。也就是说，只要甲亢治愈了，就和平常人一样，对今后的身体健康、学习和工作能力不会有任何不良影响。

182. 甲亢病人会变成甲状腺功能减退吗？

甲亢病人发生甲状腺功能减退有两种可能：

一种是甲亢不论用哪种方法治疗，治后都有可能发生甲状腺功能减退，几种常用的治疗方法都可能产生短暂的或持续数周至数月的功能低下，而手术及放射性碘治疗有可能引起永久的（终身的）甲状腺功能减退。

另一种是甲状腺功能减退与甲亢治疗无关。毒性弥漫性甲状腺肿是自身免疫性疾病，其他的自身免疫性甲状腺病还有慢性淋巴性甲状腺炎及甲状腺相关眼病等，这些疾病从发病免疫学的机制来看，它们之间有内在联系。有些毒性弥漫性甲状腺肿引起的甲亢，经过相应的处理，甲状腺功能恢复正常很多年以后，自然地发生了甲状腺功能低下，就可能是由于病人又患有慢性淋巴性甲状腺炎，最终引起的甲状腺功能减退。

第一种情况（暂时性的甲状腺功能减退）不少见，而第二种情况（永久的甲状腺功能减退）非常少见。

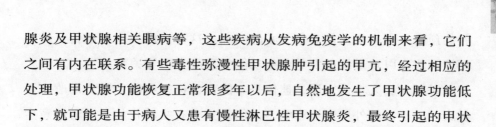

183. 有和没有甲亢家族病史的甲亢病人，治疗和预后（结局）一样吗？

有甲亢的家族病史，对病人患有甲亢的临床诊断可以提供重要的线索。换句话说，与病人有血缘关系的亲属（尤其是上代或同一代）中有患过甲亢（或慢性淋巴性甲状腺炎）的，这对临床怀疑病人得的是毒性弥漫性甲状腺肿甲亢病，是一个有力的和重要的线索和参考资料。

从甲亢的治疗考虑，是否有家族病史对治疗方法的选择和药物剂量的安排上，没有什么不同。但有些学者认为，从病人今后病情的估计（预后）角度考虑，有甲亢家族史的病人，似乎在甲亢治好以后，容易复发。因此，针对这部分病人，更愿意选用手术或放射碘治疗方案。关于这点，还有待进一步观察、证实。

184. 甲亢的发病预先可以预防吗？

有些甲亢是可能预防的，如用碘过多引起的碘甲亢，过多（过量）服用甲状腺激素引起的医源性甲亢。生活当中，不用或少用碘，或不过量用甲状腺激素，就不会产生由这些物质引起的甲亢。

而其他原因引起的甲亢，尤其是临床最常见的毒性弥漫性甲状腺

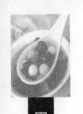

肿的预防，历来是人们非常关心的问题。这种病的发生与遗传、外界环境的改变以及最终引发的免疫功能的紊乱有密切关系。

对甲亢病人本人来说，遗传是不能自己选择和决定的，而改变不健康的、不良的外界环境影响，人们是完全有主动权的。平时注意生活的合理安排，精神放松，避免过度精神刺激，学习和工作不要过于紧张，注意劳逸结合，远离亚健康状态，这些都是减少和预防甲亢发病的重要方面。

（白　耀）

六

甲亢与儿科

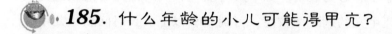

185. 什么年龄的小儿可能得甲亢？

从刚刚出生的新生儿、婴幼儿、儿童和直至18岁成年期前的青少年都可以得甲亢。但小儿得甲亢的比例远远低于成人，患病率在1/5000左右，发病的高峰年龄集中在9~14岁，也就是说青春前期和青春期的儿童和青少年。女孩发病的人数远远多于男孩，女孩发病率是男孩的4倍以上。

新生儿一出生就发现甲亢，称为新生儿甲亢。这种甲亢常常是母亲妊娠期间甲亢或母体促甲状腺激素受体刺激抗体通过胎盘进入胎儿体内，刺激胎儿甲状腺引起胎儿甲状腺合成甲状腺激素过多导致的。这种甲亢多在出生后6~12周缓解。另一种新生儿甲亢的原因是新生儿自身促甲状腺激素受体基因突变导致，这种甲亢起病年龄在2周~2岁，单纯药物治疗常常难于控制。

其他儿童期甲亢，在5岁以下发生的很少，大多数发生在9岁以上的儿童。导致儿童甲亢的原因最常见的是 Graves 病，也称为毒性弥漫性甲状腺肿，它的发生是与自身免疫异常有关。Graves 也是最常见的一种甲亢。

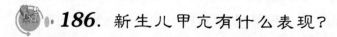

186. 新生儿甲亢有什么表现？

新生儿甲亢的表现比较多样，涉及多个系统和多个方面。一是易

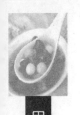

激惹，患儿常常表现哭闹不止，四肢不断舞动；二是睡眠时间明显缩短；三是呼吸急促，心率加快，呼吸次数可达每分钟 30 次以上，心率达 130 次以上；四是出汗多；五是吃奶量大，吃奶间隔时间缩短；六是大便次数增加，甚至出现边吃边拉的情况；七是体重不增加甚至减少。有些患儿可伴发甲状腺肿大，眼球突出。

严重新生儿甲亢的患儿可出现黄疸加重或持续不消退，甚至出现肝肿大、高血压、心力衰竭。如不及时发现、及时治疗可危及患儿的生命。新生儿甲亢的病死率较高，可到 20% 以上。长时间新生儿甲亢可加速颅骨的生长和闭合，进而影响患儿的大脑发育。

因此，当患儿出现上述表现时需及时到内分泌科或儿科就诊，抽血测定甲状腺功能和促甲状腺素受体抗体（TRAb）水平。另外，母亲妊娠期存在甲状腺功能亢进或是母亲有甲亢病史，应更加提高警惕，警惕患儿发生新生儿甲亢的风险，一旦出现上述表现，应及时就诊检查确诊。

187. 甲亢母亲生下的婴儿一定会得甲亢吗？

甲亢母亲生下的婴儿不是都会得甲亢，但出现甲状腺功能异常的比例要明显高于没有甲亢母亲生下的婴儿。北京协和医院内分泌科连小兰教授等人的研究和国外的研究都发现甲亢母亲生下的新生儿出现甲状腺功能异常的比例明显增加。

这种母亲生下孩子甲状腺功能异常的表现不止有甲亢，还可能有其他的甲状腺功能异常，如原发性甲状腺功能减退、低 T_4 血症、中枢性甲减。当然也包括甲状腺功能正常。

为什么甲亢母亲生育患儿的甲状腺功能异常表现多种多样呢？究其原因，还是很复杂的。孩子的甲状腺功能正常与否是受多个因素影响的结果，是几个影响因素同时对胎儿甲状腺起作用，最终表现出的总结果。当母体的 TRAb 通过胎盘刺激胎儿甲状腺为主时，表现为胎儿和（或）新生儿甲亢；当母体甲亢服用抗甲状腺药物通过胎盘作用于胎儿为主时，表现为胎儿和（或）新生儿甲减。但二者作用同时存在时，可表现出甲状腺功能正常或迟发性新生儿甲亢。

因此，只要母亲有甲亢病史，无论孕期甲状腺功能状态是高、正常还是低，都需要测定血清 TRAb 水平，孩子都需要监测甲状腺功能。

188. 患甲亢的母亲生的婴儿需要定期去医院检查吗？

因为甲亢母亲生的孩子发生甲状腺功能异常的机会明显高于其他孩子，因此，建议甲亢母亲生下的婴儿应定期找医生进行详细的检查，并且应特别注意与甲亢或甲减有关的临床表现。一旦出现吃奶量过大、体重下降、大便不止，躁动、多汗等甲亢表现或吐奶、喂养困难、腹胀、黄疸不退等甲减的表现时，就应及时找内分泌科医生或儿科医生诊治，必要时应行甲状腺功能检测和 TRAb 的检测。

此外，甲亢或甲减有家族发病的倾向。患甲亢或甲减的父母，如发现自己的孩子有甲亢相关的症状时，也应及时找有经验的医生诊治，以便患儿得到早期诊断和治疗。

189. 小儿甲亢的临床表现和成人一样吗？

小儿甲亢的临床表现大部分与成人甲亢表现一样，但也有些儿童自身的特点。年龄越小与成人的差异越大。而且由于婴幼儿和儿童多数不能主动表述身体的不适，常常是由家长发现，因此就诊常常较晚，出现诊治的延误。

家长应该如何识别孩子可能出现了甲亢呢？①患儿出现性情的改变，患儿变得容易脾气暴躁，易激动、哭闹不止，注意力不集中、多动，好争斗、学习成绩下降；②容易饿，总要不停地吃东西，食量增加，大便次数增加；③体重变化，有些甲亢的儿童体重下降，但有些患儿甲亢时体重不降反而增加；④心率加快，活动后加快更为明显，有些患儿甚至出现运动后晕倒；⑤汗多，夜间多梦，多动，手抖甚至全身发抖；⑥脖子增粗，甲状腺肿大；⑦眼球突出，眼睛变大，露白。

严重甲亢在未得到及时诊治或并发感染等情况下可出现最为严重的临床病症——甲亢危象。甲亢危象发生时，患儿可出现高热、心率明显加快和神志不清，谵妄，说胡话、昏迷甚至危及生命。

（连小兰）

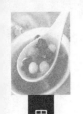

190. 小儿得了甲亢会影响生长发育吗？

绝大多数小儿得了甲亢对生长发育影响不大。年幼儿童得甲亢时，由于吃得多，新陈代谢增快，在未经治疗期间，可有暂时性的身高增长加快，但体重可下降、消瘦；有时因身高增长加快，体重不表现出下降或保持不变。骨骼的成熟提前，骨头年龄可比实际年龄提前1~3年。但最终身高不受影响，也就是说到了成年，身高仍然能达到正常人应有的高度。

新生儿和婴儿得了甲亢，如果诊断和治疗不及时，病情持续时间长，可以引起颅缝过早闭合。正常小儿前囟门的闭合是在1岁半以前，甲亢小儿颅缝和前囟门闭合可能提前，使头颅骨继续生长受到影响，头颅比正常小。因为生后头1年大脑的生长发育最快，颅缝过早闭合影响大脑的正常生长发育，日后可引起智力低下。

甲亢儿童青春期性发育会按时来临。甲亢治疗后仍可正常结婚、正常生育。

（鲍秀兰）

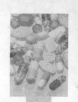

 191. 小儿甲亢的治疗和成人一样吗？

甲亢治疗有三种方法，抗甲状腺药物、放射性碘和甲状腺手术。小儿甲亢治疗也包括这三种方法，但三种方法的选择与成人存在着一定程度的差异。

小儿甲亢应首选抗甲状腺药物治疗。只有当抗甲状腺药物出现严重不良反应，或不能坚持用药，或治疗效果不满意时，才需要考虑换用以外两种治疗方法。年龄不到 5 岁的儿童，不建议使用放射性碘治疗。

抗甲状腺药物有两种，甲巯咪唑（商品名：他巴唑、赛治）和丙基硫氧嘧啶（PTU）。甲巯咪唑比 PTU 作用强，而且作用持续时间长，可以每天只服一次，因此，儿童应首选甲巯咪唑治疗，只有当对甲巯咪唑不耐受，出现严重药物不良反应时，才需要换为 PTU 治疗。

儿童使用抗甲状腺药物治疗的时间也要比成人长，半数以上的患儿不能在用药两年后停药，常常也连续用药，甚至要持续到成人期。

再有，儿童甲亢比成人反复的更多，更为常见，常常出现病情起起伏伏，用药量反复调整，复发也较成人更为常见。因此，甲亢患儿及其家长，应有此心理准备。当出现病情反复、波动或复发时，不要过于焦虑和不安。

（连小兰）

 192. 儿童得了甲亢需要休学吗？

儿童甲亢表现轻重不同，一般不如成年病人严重。症状是逐渐发展的，从发病到医生诊断此病一般需要 6～12 个月。开始主要表现为神经症状，如性情急躁，容易激动和与人争吵，爱哭、多动，学习成绩下降。如果同时有突眼、甲状腺肿大，就容易做出诊断。患儿在疾

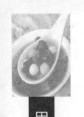
病活动期，他们的新陈代谢增高，消耗能量很大，加上有神经症状，当病情严重时，如果继续上学参加学习，对患儿精神压力很大，不利于甲亢的治疗和控制。这期间如果有可能患儿应该休学，有的还需要住院治疗，有的可在门诊治疗，在家休息。进食富有营养的食品，有安静愉快的环境，和医生护士配合接受治疗。

按病情轻重，一般在治疗1~3个月后症状得到控制，以后可考虑在家中学习，或听部分课程，按时到医院去复诊，按医嘱服药。如果症状控制良好，病情好转，半年后可试着上学。药物维持治疗时间有时长达数年，在此期间可继续上学。但应尽量减少精神刺激，不宜精神过度紧张。刚恢复上学时，开始可暂免体育课，如果体力许可，逐渐增加体力活动，参加一般体育课程，最好避免有竞争性、有比赛性的体育活动，这样的安排一直到停药后持续几年，病情完全稳定，逐渐恢复到病前的或正常小儿的活动状况。

（鲍秀兰）

193. 小儿甲亢容易复发吗？

除新生儿Grave's病引起的甲亢外，其他阶段的儿童甲亢都非常容易复发。有研究发现儿童甲亢正常抗甲状腺药物治疗2年，停药后的复发率在60%，抗甲状腺药物治疗6年后，仍有50%的患儿不能停药。

导致小儿甲亢容易复发的原因很多，其中包括学习紧张、压力过大和情绪波动等。复发者大多在停药后3~6个月内，饱食过量的海产品也可导致甲亢复发。甲亢复发继续使用抗甲状腺药物治疗仍然有效。反复复发者也可找内分泌专科医生讨论更换治疗方法。

194. 小儿服碘多了会引起甲亢吗？

当小儿得了甲亢之后，医生常常会说，少吃富含碘的食物，要低碘饮食。这是不是说小儿得甲亢是由于碘吃多了引起的呢？大多数情况下不是的。儿童甲亢 85% 以上，也就是绝大部分是 Graves 病引起的甲亢。Graves 病是一种自身免疫性疾病，是促甲状腺素受体抗体刺激甲状腺引起的甲状腺激素合成过多引发的甲亢，不是碘直接作用引起的甲亢。

既然碘不是导致小儿甲亢的最主要原因，那为什么得了甲亢医生还要说少吃富含碘的食物呢？要低碘饮食呢？那是因为当摄入过多的碘，一方面增加了甲状腺激素合成的原料，使甲状腺激素产生更多；另一方面高碘能增加机体免疫紊乱程度，进而导致甲亢加重或更加不宜控制。

195. 儿童的脖子增大和甲亢有关系吗？

儿童的脖子增大可能和甲亢有关，也可能与甲亢无关。得了甲亢的儿童脖子常常增粗，甲状腺有肿大，但多数还会有甲亢其他的表现，如容易饿，不停吃，情绪不稳，脾气急躁，学习成绩下降，汗多，大便次数增多，手抖等。

但还有很多时候，儿童脖子增大，不是甲亢引起的，而是其他甲状腺疾病或是颈部其他疾病引起的。如儿童出现慢性淋巴细胞性甲状腺炎、急性甲状腺炎和先天性甲状腺激素合成障碍引发的甲状腺功能减退症都可出现甲状腺肿，引发脖子增大。有些碘缺乏地区的儿童，也可出现甲状腺肿。

因此，当儿童出现脖子增粗，需要到医院进行详细的检查，包括甲状腺功能、甲状腺自身抗体、甲状腺超声检查等来明确脖子增粗的原因。

（连小兰）

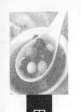
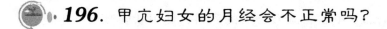

七

甲亢与妇产科

196. 甲亢妇女的月经会不正常吗?

甲亢是一种全身性疾病,对机体各个不同器官系统会产生影响,生殖系统也不例外。根据甲亢病情轻重不同,对生殖内分泌系统的影响程度也不同。甲亢时甲状腺激素过多,对垂体产生抑制,影响到垂体-卵巢系统功能,卵巢激素的变化,影响到子宫内膜的变化,可以出现月经紊乱,包括闭经、月经量过少、月经量过多以及月经周期不规律,甚至无排卵等。但是如果甲亢病情轻或治疗效果满意,月经可以正常,排卵也正常,也可以正常受孕。

197. 甲亢病人可以结婚吗?

甲亢特别好发生于中、青年女性。年轻妇女面临结婚、生育等问题,这也是人一生中需要慎重对待的大事。患甲亢的男女病人都有正常的生殖器官,如果病情不重,生殖内分泌功能正常,完全可以结婚,他们婚后的性生活应是正常的。但是,如果甲亢的病情尚未很好控制,往往还有多汗、怕热、心悸、易激惹等症状,这时她们需要认真采取治疗措施,生活上注意休息、加强营养,不宜剧烈运动,尽量避免情绪激动和精神刺激。此时不宜谈婚论嫁,要积极配合治疗甲亢,使病情得以控制,待病情缓解,能够正常生活和工作,病情稳定一段时间,方可考虑结婚。

198. 甲亢病人可以生育吗？

结婚后多数夫妇准备要孩子，如果甲亢已经治愈，经过 1 年观察，未见复发，可以考虑怀孕。在孕前注意甲亢的症状，并需要复查甲状腺功能，包括甲状腺抗体，特别是 TRAb。如果甲亢复发了，或者甲亢病人尚在抗甲状腺药物控制中，建议严格避孕，暂时不要怀孕。因为药物能够通过胎盘，对胎儿有影响，多数甲亢病在 1 年半至 2 年或稍长时间可以治愈，以后再考虑要孩子也不迟。如果孕妇情况特殊，如年龄较大、多年不育、病情复杂等，想要服用抗甲状腺药物期间受孕，建议孕前一定要找内分泌科和产科医生咨询，再做决定。

199. 甲亢病人能够正常怀孕吗？

甲亢病人病情未经很好治疗，卵巢功能不正常，排卵不规律，甚至不排卵，此时不容易怀孕，也不适宜怀孕。男性甲亢病人，病情未经很好控制，有些病人有阳痿，也不容易怀孕。但不是完全没有机会怀孕或受孕的，少数甲亢夫妇甲亢期间能怀孕和受孕。能否怀孕与甲亢病情轻重有很大关系，因此甲亢病人无论男人、女人都应该认真治病，治疗期间建议避孕。待甲亢病情好转，男性性功能恢复，女性卵巢功能正常，才可以怀孕。有个别甲亢妇女顾虑治疗甲亢药物会引起不孕或不育，这是一种误解。

至于甲亢病人能否正常怀孕，取决于甲亢病情：如果甲亢治疗不够充分，病人虽有排卵，能够怀孕，也容易发生流产、早产、胎儿生长迟缓等一系列问题。因此关键是患甲亢妇女应该认真合理治疗甲亢，待甲亢痊愈后，再妊娠更为理想。多数甲亢病人能够在 1~2 年内治好，只要注意合理安排生活，情绪稳定，保持身心健康，多数甲亢不易复发，此时正常怀孕，得到一个健康的宝宝完全有可能。如果因为年龄或其他因素，在甲亢药物治疗期间，仍计划妊娠，那么首先要积极控制甲亢，只要妇女月经周期正常，有排卵，完全能够怀孕。如果甲亢病人进行了手术治疗，或放射性碘治疗后，造成了甲状腺功能减退，往往会发生闭经、不育，即便怀孕也容易发生流产，因此要认真地进行甲状腺激素的补充治疗，甲状腺功能正常了，才能正常怀孕。甲亢妇女怀孕后在内分泌科或内科复查甲状腺功能，调整用药，使甲状腺功能保持正常。与此同时按期进行产前检查，注意胎儿和母体情况，防止妊娠并发症发生，尽量保持正常怀孕。

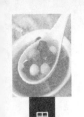 **200.** 甲状腺核素显像检查后妊娠能否保留？

甲状腺核素显像检查主要应用在甲状腺结节的诊断，目前通常所用的核素是^{99m}锝（^{99m}Tc），它的物理半衰期是 6 个小时，在体内停留时间短，大约经过 10 个半衰期即可完全衰减。再者它所放出的 γ 射线能量也低，对人体基本无危害，但是对于容易受射线影响娇嫩的胚胎，顾虑发生畸形的可能性，故仍然应该避免接触。对于生育年龄的妇女，进行甲状腺核素显像检查前，要核对病人的末次月经或进行尿妊娠试验，在除外妊娠情况下，方可进行核素显像检查。再者进行检查的当月，要进行严格避孕。如果避孕失败，又想保留此次妊娠，一定要向医生咨询，经过医生仔细分析、计算，方才能做出决定。

病例：一位 32 岁妇女，月经周期是 28 天，平素月经规律。月经第 6 天进行的甲状腺核素显像检查，未采取避孕措施，停经 35 天，尿妊娠试验阳性。停经 40 天来门诊咨询，问：这个胚胎是否会受到放射影响？医生认为：根据孕妇的月经周期计算，她大约是在月经第 14 天排卵，此时是核素显像检查的第 9 天，根据核素 ^{99m}Tc 的 10 个半衰期计算，应该经过 60 个小时以后比较安全，计算结果排卵时核素影响已经消失，应该不会影响这个胚胎。

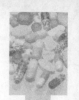

201. 甲亢孕妇进行多种维生素和微量元素补充时要注意什么？

目前大多数孕妇都很注意孕期进行多种维生素和微量元素补充，特别是早孕期间孕妇常常因为早孕反应，不能正常进食，此时如果缺乏叶酸，胎儿有产生神经管畸形的可能，因此需要维生素和微量元素的补充，其中包括叶酸。市售的补充维生素和微量元素的营养药物种类很多，对于甲亢妇女要慎重选用。一般情况下，甲亢孕妇吃加碘盐可以满足每日的碘需要，甲亢妇女服用营养品时，建议要进行选择。

202. 甲亢病人在应用抗甲状腺药物时，怀孕合适吗？

有人说：孕妇在妊娠期间服药，只有药物通过胎盘，才会对胎儿产生影响，对这个问题应该考虑的是：①药物能否通过胎盘？②药物通过胎盘的多少？③药物是否对胎儿产生致畸影响？④药物对胎儿的甲状腺会不会有影响？

以上问题分别回答如下：

抗甲状腺药物中有他巴唑、甲基硫氧嘧啶和丙基硫氧嘧啶，三者都能通过胎盘。其中以丙基硫氧嘧啶通过胎盘相对较少。是否对胎儿产生致畸影响？在妊娠早期，这些药物虽然致畸可能性较小，但的确有致畸作用，有报道他巴唑可以引起头皮缺损。因此，在孕早期如果需要使用抗甲状腺药物，建议选择丙基硫氧嘧啶。

胎儿的甲状腺在早孕期开始有浓集碘的作用，直到妊娠16周时甲状腺功能方才独立，自成系统，自己能分泌足够的甲状腺激素。此时如果母亲服用抗甲状腺药物，药物通过胎盘后，会影响甲状腺功能正常的胎儿，甚至有可能造成胎儿甲状腺功能低减。如果病人并非多

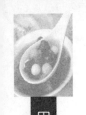

年不育，或高龄的产妇，都应尽量等待甲亢治愈，并停药后一段时间（1年）再准备妊娠为好。但是，有些病人在服药的情况下，已经妊娠了，对胎儿又非常珍惜，那么在整个妊娠期治疗，应去医院找内分泌科和妇产科医生，进行咨询和药物调整，并B型超声等各项检查，以排除胎儿畸形。定期随诊，以预防和治疗可能出现的并发症。

203. 在早期妊娠时如何诊断甲亢？

妇女在早期妊娠时出现一些症状，常常和甲亢表现不容易区分。不少年轻女性的脖子有些肿大，医学上称为青春期甲状腺肿。在怀孕后，甲状腺肿大多数会更加明显；因为生理改变，心率会增加；不少人在怀孕后神经也会兴奋些；还有，怀孕后由于女性激素的增加，刺激肝脏，产生较多的甲状腺激素结合球蛋白质，血清的总 T_3 及总 T_4 均会升高。这一系列表现，和甲亢时的甲状腺肿大、心率加快、神经兴奋及血中甲状腺激素增加很容易混淆。但甲亢妇女妊娠关系到母亲和胎儿两者的身体健康，必须格外给予重视。遇有甲亢与早期妊娠症状难于区分时，应及时去医院找专科医生确诊，进行甲状腺功能检查。事实上，如果孕妇不存在甲亢，妊娠时只是总的甲状腺激素增加，而游离的甲状腺激素仍然是正常的，所以早期妊娠时出现的症状和甲亢表现不难区分。

204. 甲亢妇女早期妊娠，怎样处理最好？

首先必须谨慎对待早孕甲亢妇女，因为既涉及病人甲亢病情，又与优生优育有关。如果孕妇年龄较轻，怀孕又在3个月以内，可选择先终止此次妊娠，等待甲亢好转，停药一段时间，如1年或1年以上，再考虑怀孕。如果病人年龄已经较大，或怀孕月份已经超过3个月，或因其他原因，一定要继续妊娠下去，应听从医生安排，定期去内分泌专科及产科检查，以便密切随诊。

205. 甲亢病人如果已经怀孕，什么情况下考虑做人工流产？

甲亢妇女考虑做人工流产主要有两方面原因：一是继续妊娠下去，母亲要冒很大风险，有可能加重病情，且有生命危险；二是胎儿问题，有畸形或远期不良后果可能性。

首先甲亢的病情是否严重，如果甲亢病情较重，孕妇已经有心脏扩大，心律不齐，心功能不全，病情未得到很好控制，考虑到随着妊娠进展，由于妊娠期生理改变，血容量增加约 1/4，心排血量增加，脉搏增加 10~15 次/分，心脏负担随妊娠进展日益加重，如甲亢病人已经有心功能不全，在妊娠晚期难以承受心血管负担，威胁产妇生命安全，目前孕妇尚处于妊娠早期，应考虑人工流产。

如果是年轻甲亢病人，发病时间不长，病情尚未控制，情况尚未稳定，此时突然发现怀孕了，并开始恶心、呕吐，不能正常进食，不易按时按量服用抗甲状腺药物，使病情加重，在所难免；加上孕妇心理、体力上的负担，使调整药物、观察病情都有困难，这时最好终止妊娠，等待病情好转或原发病治愈，观察一段时间，未见复发，再行妊娠。

妊娠早期如果孕妇曾经应用过放射性碘的诊断检查，或放射性碘对甲亢的治疗，考虑到放射线对早期胚胎的损伤，对正在形成器官的不利影响，有可能造成胎儿畸形，虽然不利影响并非百分之百，但是应该考虑到受累的可能性，如果等待下去，在妊娠中期发现畸形，再行处理，或在胎儿出生后远期观察其发病影响，发现问题，已经为时过晚。所以，综合考虑，不如在妊娠早期，及时采取人工流产更为合适。

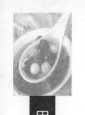

206. 甲亢病人怀孕后，甲亢病情会加重吗？

正常妇女怀孕后，由于全身内分泌的变化，甲状腺也有生理性增大，新陈代谢会更加旺盛，此时甲状腺功能也会增强。甲亢病人怀孕后，在原有基础上甲亢病情也会加重。正常妇女怀孕后血液系统和循环系统都有改变，血液变得稀释，血容量增加，特别在妊娠晚期血容量可增加1500毫升。一位体重60千克的正常人，血容量是4800毫升左右，怀孕后大约增加1/4。由于血容量增加，心脏排血量增加25%～30%，心脏负担加重。妊娠妇女心率比正常妇女加快10～15次/分。所以甲亢病人在怀孕后，特别是在妊娠的中、晚期，甲亢的症状更加明显。检查时发现甲状腺比怀孕前增大，脉搏和心率均加快，孕妇感到心慌、怕热、多汗、易激动、食欲亢进、体重增加不足或不增加等表现。

不少甲亢病人妊娠后病情加重，她们应该加强随诊，定期看内分泌专科医生，化验甲状腺功能，适当调整抗甲状腺药物剂量。妊娠期甲亢病人要多休息，避免感冒、发热等使心脏负担加重的急性病。甲亢和妊娠都会加重心脏负担，注意不要过于劳累，避免发生心力衰竭。

个别甲亢妇女由于未经过很好的治疗，妊娠晚期心脏负担加重，偶尔发生心力衰竭。此时病人感到心慌、气短、不能平卧、咳嗽、吐泡沫血痰等，情况严重时有生命危险，必须尽早住院治疗。

有些原有甲亢的妇女，早孕时病情加重，早孕反应过后，甲亢病情可能暂时减轻，但不少资料显示，甲亢病人怀孕后病情多数会加重，有可能发生早产、胎儿生长受限、妊娠高血压综合征、糖尿病、心力衰竭、甲亢危象等严重情况，因此甲亢孕妇需要找内分泌科和产科医师共同诊治，以便平安度过妊娠期。

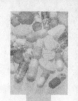

207. 甲亢孕妇发生先兆早产怎么办？

　　甲亢孕妇由于内分泌的变化，子宫容易收缩，容易发生早产，因此平时要注意休息，避免劳累，少房事，有腹痛或阴道出血时要及时看医生，必要时应住院保胎。保胎时避免应用沙丁胺醇（舒喘宁）、多力妈（安保）类药物，这是一种临床常用且有效的保胎药。但是，它们都属于β受体兴奋剂，它们虽然能够抑制子宫收缩（宫缩），但是它们具有加快心率的副作用，增加心脏负担，加重甲亢的症状。

　　一些减慢心率的药物，如普萘洛尔（心得安）、阿替洛尔（氨酰心安）也要尽量避免服用，它们具有减慢心率的作用，但是有促进宫缩和降低血糖的副作用，容易造成早产和胎儿生长缓慢。总之，对甲亢孕妇用药，与正常孕妇要有区别，需要认真考虑甲亢病情的特殊性。

208. 甲亢妇女合并妊娠高血压综合证（简称妊高证）怎么办？

　　甲亢孕妇妊娠晚期容易并发妊高征，妊高征的临床表现有血压升高，可以有水肿、蛋白尿，病情严重时甚至可以抽风。发生妊高征以后胎儿生长缓慢或不再生长，胎儿缺氧，严重时发生胎死宫内。为避免发生妊高征，建议妊娠期及早开始补充钙剂，吃低盐、高蛋白、高热量饮食，注意多休息，按时去产科随诊检查。妊高征达到中、重度时，或者病人感到头晕、头痛、眼花或胸闷不适时必须及时住院治疗。

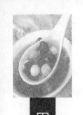

209. 甲亢妇女怀孕对胎儿会有影响吗？

甲亢妇女在怀孕后容易发生流产，早产，胎儿生长迟缓，胎儿畸形，胎儿的甲状腺肿大，胎位异常，胎儿甲状腺功能减退（甲减），胎儿甲亢以及胎死宫内等情况。甲亢妇女怀孕无疑会对胎儿有影响。但是，有些影响通过努力可以尽量避免，最终获得健康婴儿的可能性是很大的。分以下6个方面分别考虑：

（1）胎儿生长迟缓　新生儿体重低甲亢妇女的新陈代谢亢进，体内激素失去平衡，加上妊娠妇女本身的生理改变和胎儿生长需要，因此甲亢妇女怀孕后摄入足够的营养和合理膳食很重要。甲亢妇女与正常妇女比较，需要补充更多的能量，如果能量不足，胎儿生长受影响。据统计，甲亢妇女所生新生儿体重比正常产妇生出的孩子低300~400克。甲亢妇女需减少体力活动，定期产科随诊，监测母亲体重增加，必要时做超声检查，发现胎儿生长过缓，要及时治疗。

（2）早产　早产儿体重低，各个器官系统发育不成熟，抵抗力低下，容易患各种疾病，病死率高。孕妇注意避免生活和工作劳累以及精神紧张，如有早产先兆，要及早住院合理保胎。

（3）胎儿畸形　抗甲状腺药物皆能通过胎盘，有报道甲巯咪唑可以引起胎儿头皮缺损畸形。妊娠期避免接触放射性核素检查及治疗，核素是重要的致畸因素，为了及早发现染色体，妊娠早期进行母亲血清单项检查（妊娠相关蛋白），14周时进行母亲血清三联检查（妊娠相关蛋白、甲胎球蛋白和β-绒毛膜促性腺激素），估计胎儿先天呆傻风险度，必要时进行羊水穿刺，检查胎儿染色体。至迟于妊娠19~20周进行超声波检查，以便发现畸形，及时终止妊娠。

（4）胎儿甲状腺代偿性肿大　治疗甲亢的药物有卡比马咪（甲亢平）、甲巯咪唑（他巴唑）、甲基硫氧嘧啶及丙基硫氧嘧啶，它们皆可以通过胎盘。抗甲状腺药物作用于原本功能正常的胎儿甲状腺，使其发生代偿性增生，体积肿大，严重时颈部不能前屈，妨碍胎儿头部俯屈，有可能造成分娩时难产，出生后窒息。

（5）胎儿甲减　胎儿受抗甲状腺药物影响，使甲状腺可能发生代偿性增生，甲状腺肿大，此外功能上也可以不正常，发生胎儿甲减，临床表现胎动减少，胎心变慢，严重时也有可能发生胎死宫内。

曾有1例甲亢产妇，妊娠早期进行过甲状腺[131]I扫描，妊娠期服用抗甲状腺药物，妊娠41周发现胎死宫内，产下一个甲状腺肿大的胎儿，同时脐带有单脐动脉畸形。

（6）胎儿甲亢　多数母亲甲亢是因为毒性弥漫性甲状腺肿（又叫Graves病）引起的。她们身体内有一种抗体，叫作促甲状腺激素受体抗体，它使母亲甲状腺功能亢进，这种抗体可以通过胎盘，因此也促使胎儿甲状腺功能亢进，表现胎动增加，胎心偏快。甲亢母亲服用抗甲状腺药也通过胎盘，对胎儿甲亢也有治疗作用。但是胎儿出生后，小儿不能再由母亲获得抗甲状腺药物，因为抗体作用时间长，新生儿生后可以发生新生儿甲亢。

2003年北京协和医院有一位甲亢母亲（Graves病），妊娠期服丙基硫氧嘧啶控制病情，妊娠期母亲血清促甲状腺激素受体抗体是正常值的30多倍，妊娠38周，因为臀位，剖宫产分娩一女婴，体重2800克，出生后人工喂养，脐带血甲状腺功能正常，观察新生儿7天，未见异常，随母亲出院。产后38天，婴儿每天哭闹，吃奶正常，体重不长，再次来院。体重只有2700克，抽血检查证实这个小儿也患甲亢，FT_3、FT_4高，TSH很低，婴儿的促甲状腺激素受体抗体是正常值的13倍。经过1个月的治疗，基本痊愈，带药出院。

综上所述母亲患甲亢，对其胎儿会有一系列影响。甲亢母亲如果顾虑服药对胎儿影响，终止服药，甲亢病情会加重，如果发生甲亢危象，母儿都有生命危险。同时可能发生流产、早产、胎儿生长受限、胎死宫内。因此甲亢孕妇唯一的安全办法是在医生指导下合理认真服药。孕妇多休息，加强营养，取左侧卧位。医生监测胎儿生长，指导

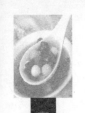

孕妇数胎动，妊娠晚期进行胎心电子监护，发现异常及时终止妊娠。当甲亢孕妇合并妊娠高血压综合征时，胎儿面临双重危险，此时应尽早住院治疗，适时终止妊娠。

由于母亲甲亢病情轻重不同，胎儿受影响的多少有很大差异，有很多甲亢母亲娩出的新生儿是正常的，甲亢母亲应主动配合医生治疗，争取母婴都取得好结果。

 210. 甲亢病人能够正常分娩吗？

产妇能否正常分娩，取决于产力、产道和胎儿三个因素。甲亢病人能否正常分娩，除了考虑以上三个因素外，还应考虑病人的甲亢情况，如甲亢病情不重，心脏没有明显扩大和心功能不全，应该能够正常从阴道分娩。

有关产力方面，甲亢病人体内的一种激素叫儿茶酚胺，这种激素具有使子宫更易收缩的作用，加上甲亢孕妇平时也有早产倾向，因此多数甲亢产妇有较好的产力，即宫缩持续时间和宫缩间隔都更加有效，很少发生宫缩乏力现象。关于产道主要分骨产道和软产道，骨产道正常无狭窄或畸形时，软产道多数也比较有利，因甲亢病人消瘦者多，盆腔内软组织薄，比肥胖妇女有更多空间。从胎儿情况看，甲亢妇女新陈代谢旺盛，胎儿多数偏小，体重偏低，对正常阴道分娩十分有利。胎儿因素中胎位也十分重要，临产过程中胎头需要很好俯曲才能通过弯曲的产道，如果胎儿甲状腺肿大，胎头不能很好俯曲，容易造成胎头位置异常，如高直位。如果胎头仰伸入盆，也有可能发生面先露，造成头位难产。但如果胎儿甲状腺不过度肿大，胎头俯曲没有困难，一个体重较小或正常的胎儿，阴道分娩可能并无困难。总之，从产力、产道和胎儿三个分娩决定因素综合考虑，甲亢产妇正常阴道分娩的可能性与其他正常产妇无大区别。有人统计过，甲亢妇女的产程和正常产妇无差异，一般来说，初产妇需要16个小时左右，经产妇需要 8 个小时左右。

甲亢产妇如果病情重，心脏有扩大，过去或目前有心力衰竭，心脏功能情况不能承受阴道分娩的体力负担，应该考虑剖宫产分娩。如果在产前经过 B 型超声检查，观察到胎儿的甲状腺有肿大，临产时胎头确有俯曲困难，或有胎儿宫内缺氧表现，亦应考虑剖宫产。

总之，甲亢孕妇多数能从阴道自然分娩，需要剖宫产或手术助产的产妇是少数。

211. 甲亢病人生下的婴儿健康吗？

甲亢病人由于病情轻重不同，对胎儿影响也不同，对分娩出的新生儿来说，在短期内也有可能发生一系列的问题，但通过严密监护和治疗，大多数婴儿可以是健康的。

很多妊娠妇女，在若干年前曾经有过甲亢病的历史，目前甲亢已经治好，或一二年内或更长时间已经不需要药物治疗了，这些妇女生下的婴儿绝大多数都是健康的。

有些甲亢妇女，目前已经妊娠，尚不能脱离药物治疗，在妊娠期间，抗甲状腺药物用量有些人比未怀孕时用药多些，这些孕妇生下的婴儿，可能会有甲状腺暂时肿大，出生时如果没有发生窒息，脐带血和生后 3 天足跟血检查甲状腺功能也正常，以后脱离了从母体来源的药物影响，慢慢会恢复健康。如果出生时处理不当，有严重的新生儿窒息，或胎儿宫内有长期甲减。那么，对小儿以后的智力可能会有影响，但将来也可能健康。总之，不同的小儿个体差异是很大的。

有些伴有眼球突出的毒性弥漫性甲状腺肿的甲亢孕妇，她们体内有促甲状腺激素受体抗体（TRAb），这种抗体可以通过胎盘，对他们的孩子有影响。新生儿在刚出生 3～4 天后，就可以有甲亢的表现，颈部较粗，皮肤潮红，心率增快，体温升高，不能安静，睡眠减少，经常饥饿，体重不长，容易哭闹，大便次数多，一些表现和成人甲亢有类似之处。小儿有这些现象出现，有可能发生了新生儿甲亢，应尽早去医院检查和诊治，一般经过 3~6 个月，小儿可以痊愈。也有些甲亢妇女生的小儿，有暂时性甲减，其表现和甲亢患儿相反，体温不升，少哭闹，安静喜睡眠，皮肤干燥，舌头较大，腹部松弛和青蛙肚子一样，有腹直肌分离，吃奶少，不长体重，大小便量少，严重时心率慢，呼吸困难。这种新生儿也应及早去诊治。不过，甲亢母亲所生的新生儿患有甲亢或甲低的比例很少，多数母亲在医院分娩后，医生都会对新生儿脐血，或足跟血进行甲状腺功能检查，并要求新生儿住院观察 7 天，以便及时发现这些娩出的新生儿是否有甲亢还是甲减。个别新生儿甲亢也有发生在 7 天甚至 14 天以后，因此出院后，家长仍然要注意观察孩子的表现。

新生儿的甲亢和甲低，多数是暂时性的，通过及时治疗能够好转。

212. 甲亢病人生产后可以哺乳吗？

患有甲亢的妇女，如果在妊娠期和产后都不需要服用抗甲状腺药物，那么生产以后当然可以哺乳。如果尚在服用抗甲状腺药物治疗，是否可以哺乳呢？目前研究显示抗甲状腺药物通过乳汁中的量少，对孩子的甲状腺功能不能产生明显的影响。母乳是婴儿最佳食品，除能供给小儿足够营养外，母乳还能增强婴儿抵抗力，保护小儿不生病。因此，积极主张母乳喂养的卫生保健人员，推荐母乳喂养，认为即使母亲有甲亢存在，又在服用抗甲状腺药物，也是可以喂奶的；但为了防止婴儿出现甲低，在母亲服药期间，应在哺乳后再服药，并应监测血中甲状腺功能。

213. 甲亢病人在生产后病情会加重吗？

在正常情况下，妇女产后在生理上和免疫方面都有变化，有些甲状腺疾病，特别是突眼性甲状腺肿，和慢性淋巴性甲状腺炎（也称桥本病）都是免疫紊乱的疾病，产后有一系列免疫方面的变化。由这种原因产生的甲亢，多数表现产后甲亢加重，发生时间在产后 2~6 个月里。

临床上如产妇感到有心慌，精神有些紧张，甲状腺伴有结节性增大，在进行化验检查时，甲状腺激素会升高。如果是桥本病，在妊娠期血中甲状腺自身抗体滴度有可能降低，而产后抗体水平又复升高。对突眼性甲状腺肿的甲亢病人，为了更好地控制病情，如果原来已使用抗甲状腺药物，此时需要增加药量，原来未用药的，有时需要开始用药。因此，建议在产后应该密切进行甲状腺功能随诊，并和内分泌医生取得联系，以便及时调整抗甲状腺药物。

214. 妇产科疾病会引起甲亢吗？

一般人都认为甲状腺功能亢进症当然是由甲状腺疾病引起的，而事实上这种甲亢是由甲状腺本身引起的较为多见，还有一些其他疾病，也能导致甲状腺分泌过多的甲状腺激素，而发生甲亢，如脑垂体分泌一种叫作促甲状腺激素，可以间接引起甲亢。那么妇产科疾病是否也可产生甲状腺激素或促甲状腺激素呢？实际上确实有，例如滋养细胞病，像葡萄胎、恶性葡萄胎及绒毛膜上皮细胞癌等。这些病具有不正常的绒毛组织，它们产生大量的内分泌激素，即绒毛膜促性腺激素，类似脑垂体分泌的促甲状腺激素，也有促使甲状腺分泌甲状腺激素的作用，因而也会引起甲亢。

妇科疾病中，在卵巢上有可能发生一种囊性畸胎瘤，这种肿瘤如

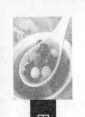
同人的毛发、脂肪一样，是由外胚层上皮演化来的，存在于畸胎瘤中。有时候，其中还有甲状腺组织，畸胎瘤内的甲状腺组织，如果有功能，亦能分泌甲状腺激素，那么就会引起妇女有甲亢症状。事实上，人们的甲状腺在胚胎发育时，也是属于外胚层的。在妊娠17天时从胚胎前肠凹入到颈部，逐渐形成甲状腺。如果是在卵巢上的畸胎瘤，往往要通过妇科检查或超声波扫描才能发现。因此，若一位妇女甲状腺不肿大，又发现有甲亢的症状，那么还应该找妇科医生进行盆腔检查，以便及时发现畸胎瘤。目前多数医院能够进行B型超声检查，如果是卵巢畸胎瘤，会发现卵巢有异常团块存在，不难诊断。治疗上，当然需要手术去除肿瘤。

滋养细胞病病人，有个别病人有甲亢症状，随着去除滋养细胞，如葡萄胎刮宫后，恶性葡萄胎或绒毛膜上皮细胞癌的手术或化疗，滋养细胞被清除之后，也就不会再有高滴度的绒毛膜促性腺激素，因此，甲亢也就好转了。

个别妊娠剧吐、多胎妊娠的孕妇，妊娠早期往往有高水平的绒毛膜促性腺激素，也可以有轻度甲亢，随着妊娠进展，绒毛膜促性腺激素自然下降，不需要专门去治疗甲亢。

215. 甲亢病人怀孕后，为治疗甲亢能够进行手术切除甲状腺吗？

甲亢病人怀孕后，因甲状腺功能亢进而需要治疗时，首选是长期抗甲状腺药物治疗，药物治疗中需要挑选通过胎盘量少、毒副作用低的药物，如孕早期选择丙基硫氧嘧啶，孕中晚期选择甲巯咪唑。只有因严重的副作用不能继续用药，或需要药量非常大时，在不得已情况下才采取手术治疗。

手术时间，因为妊娠早期手术，容易引起流产，妊娠晚期手术容易引起早产，因此最好选择在妊娠中期，即妊娠4~6个月进行。甲状腺手术虽然引起流产的可能性不是很大，但确有引起流产的危险，妊娠中期手术后也应给予黄体酮保胎，预防流产，并应采取卧床休息。另外手术常有并发症，如甲状腺大部切除时，有可能切除量过多，其结果会产生甲减，此时应及早进行化验，及时用甲状腺制剂替代治疗。手术还有可能损伤喉返神经，造成永久性改变，病人声哑。再就是误将甲状旁腺切除了，造成病人甲状旁腺功能减退，这时还应对甲状旁腺功能减退进行治疗，以保证妊娠的继续和胎儿的健康。

正像以上所提及的，手术有很多缺点和危险。因此，目前多数医师都选择药物治疗甲亢，除非在不得不切除甲状腺时，才慎重选用手术疗法，争取母婴都能得到好的结果。

（徐蕴华　连小兰）

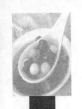

八

甲亢与外科

 216. 哪些甲亢病人适合手术治疗？

毒性弥漫性甲状腺肿又称 Graves 病，在停抗甲状腺药以后病情又复发的病例，或因药物的毒性反应而不能继续用药者；甲状腺肿大明显，严重影响病人正常生活和工作，药物不可能将其腺体体积缩小者；出现压迫症状，如压迫气管、食管或神经者，均应选择甲状腺手术治疗。

对于毒性结节性甲状腺肿（Plummer 病）的病例，在病理生理上结节具有生长及功能的自主性，病人有较长时期的甲状腺结节史，日后逐渐出现甲亢症状，此类病例如用抗甲状腺类药物难以控制，用放射性碘时对毒性结节多不甚敏感，而且往往治疗需要的量太大（是治疗毒性弥漫性甲状腺肿的 5~10 倍），还可造成结节周围的正常甲状腺组织损伤，造成不可逆的永久性甲状腺功能低下。所以，此类病例进行手术治疗是最理想的方法，尤其是伴有器官压迫表现者。另外，个别甲亢有合并甲状腺癌的可能，也必须考虑手术治疗。

甲亢伴有周期性麻痹的病人，待甲亢症状控制后也应积极手术治疗，这样术后周期性麻痹就能停止发作。有些病人难以坚持长期服药，而要求手术，希望迅速解除甲亢症状者，也可考虑手术。过去认为，对于甲亢术后复发病人，再次手术难度大，手术的并发症多，而且有些是不可逆的并发症，此类病人不适宜采用手术治疗。近 20 多年来，我们曾对甲亢术后复发的十余例病人再行手术治疗，效果良好，没有出现任何并发症。对于年老体弱者或伴有心、肺、肝、肾功能不全者，往往难以承受手术治疗。另外，年龄小，症状轻者，也不是选择手术治疗的对象。

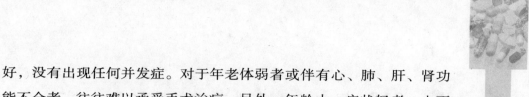

217. 甲亢病人手术前应做哪些准备？

甲亢病人的手术属择期性手术，所以周密的术前准备是力求减少术中出血和术后并发症的根本条件。术前准备应在医生的指导和病人的良好配合下进行。

术前准备有两种方法：一种传统的方法是：用抗甲状腺药治疗，待病人的甲亢症状完全控制后再补碘化物——复方碘溶液（卢戈氏液）。抗甲状腺药物和复方碘溶液可同时口服 1 周后将抗甲状腺药物停掉，再单独口服复方碘溶液 1~2 周即可手术。口服剂量根据病人的情况而异，一般他巴唑每日 30~60 毫克，或丙基硫氧嘧啶每日 300~600 毫克，卢戈氏液每日 3 次，每次 10 滴即可。这种方法虽需较长时间的准备，但效果十分可靠。

第二种方法是采用心得安做准备，准备 5~6 天即可。一般认为甲亢症状是由于 β-肾上腺素能受体过度活动所致，而心得安有抑制 β-受体的作用，可迅速控制甲亢症状，剂量需由医生根据病人的症状轻重，心率的快慢而定，一般用量为每 6 个小时 40~80 毫克，4~7 天后甲亢症状可明显好转。术后 4~6 个小时仍需给药，且维持 4~7 天为好。

因为此时体内贮存的甲状腺激素在术后 4~7 天可以逐渐分解代谢。因心得安不能减少血中甲状腺激素的含量，甲状腺体积也不缩小，甲状腺充血不减轻，因此可考虑和卢戈氏液合用，后者能使甲状腺变硬，血运减少，从而使手术中出血减少。

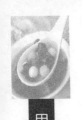

218. 甲亢病人手术前情绪紧张怎么办？

　　患甲状腺功能亢进的病人，对手术治疗的恐惧、疑虑是很容易理解的，这种情绪紧张比一般人要重，其部分原因是甲亢本身就存在情绪紧张、易激动及兴奋。这种精神症状会随着药物治疗、甲亢控制而逐渐减轻或消退。甲状腺手术确实存在发生并发症的可能，如出血、声音哑、手麻木，甚至抽搐，但这些并发症发生的机会很少。随着外科技术的提高，并发症的概率逐渐下降。再者手术并发症多数发生在手术中出血多的情况下，而现代医学的发展，甲亢手术前的准备日趋完善，手术时甲状腺出血的量可以控制到很少。术中出血少可以使解剖结构显露得很清晰，损伤其他结构也就很少了。此外，在甲状腺手术时，有一套操作程序及防范措施，把手术并发症降到最低限度。至于情绪紧张，可以在手术前服用镇静药物，对缓解情绪紧张有一定的帮助。

219. 甲亢在手术当中及手术后会有大出血吗？

　　甲亢病人由于长期腺体充血，可能会造成术中、术后出血。术中出血一般外科医生都能及时发现及处理，而术后出血有时不易被及时发现，使病情发生一些变化。甲亢病人术后出血不在于血容量的丧失，而在于出血引起喉头水肿和压迫气管。术后出血可因病人术后剧烈咳嗽，躁动，负压吸引力过大，术中结扎血管不当等使结扎线头脱落所致。出血可来自甲状腺的任何一支血管，如甲状腺的上、下动脉、静脉，甲状腺中静脉和腺体背部小动脉的出血。如果出血是渐进性的，初始病人可无任何察觉，以后因出血量的增多，病人可有颈前压迫感和紧缩感。由于颈前解剖上的特殊性，腺体是在颈深筋膜的密闭间隙内，手术操作及出血也都在此间隙，所以虽出血量仅 100～200

毫升，就有可能引起喉头水肿和气管受压。近年来随着外科手术中新器械的应用，甲亢手术中出血量已经降低至数十毫升范围。

那么怎样才能正确判断病人有无甲状腺术后出血呢？首先看引流管的引流量，如在开始 3~4 个小时内，自引流管流出较多血性液体（>100 毫升），而且仍在不断地流出，则应视为有活动性出血，而且可能不能自己止住。在这种情况下，应检查伤口，如从伤口也流出鲜血或切口下膨隆，则诊断成立。

治疗原则是即刻止血，清除血肿，解除气管压迫，保持呼吸道通畅。如病人条件允许，应送手术室，这样可保持无菌打开伤口，清除血肿，仔细查找出血点，进行彻底止血。根据气管受压情况和喉头水肿情况来判断是否做进一步处理，以保持呼吸道通畅。

近二十余年来，由于手术技术的不断改进，术后护理的不断提高，在北京协和医院手术的数百例甲亢病人中，术后出血已降至 1% 以下，而且没有一例因出血而造成生命危险的。

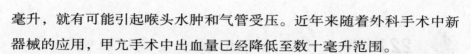

220. 甲亢手术后可能出现哪些不适？

甲状腺位于颈前部的下方，周围有气管、食管。甲亢病人一般心率较快。即便在使用抗甲状腺的药物后，尤其在情绪紧张、创伤和劳累等刺激后，心率会加快。甲状腺手术后，可能有不同程度的喉头或气管水肿，周围肌肉的损伤，因此在甲亢手术后，有颈部伤口痛。但这种疼痛不严重，服用少量止痛药即可缓解。在吞咽或讲话时疼痛就更明显，可能在手术后几天进食时有颈部疼痛，这段时间进食流食，如稀饭、汤面、牛奶及蛋羹等，可以减轻疼痛。手术后 2~3 天，心率可能稍快，可安静卧床休息，避免心率过快，一般术后心率很少超过每分钟 100 次的。由于手术的创伤，可能有几天体温略高，但一般不超过 38℃，不需特殊处理。

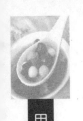

221. 甲亢手术后会出现呼吸道梗阻吗？

除前述因术后出血，血肿压迫造成呼吸道梗阻和喉头水肿外，还有术中操作的机械性创伤，全身麻醉时经反复，强行的气管插管等均可造成喉头水肿。根据气管受压和喉头水肿的程度不同，病人可有不同的表现。如为轻度受压或喉头轻度水肿，病人呼吸困难可不太严重，给予200～400毫克氢化可的松快速静脉滴入，经过吸氧、雾化、半卧位等处理后，可慢慢缓解。如气管受压和喉头水肿加重，病人的呼吸困难可加重，此时应做紧急处理，用18号粗针穿刺气管，暂时解决梗阻后，及时行气管切开。

如甲状腺明显肿大，长期压迫气管，可使气管软骨环退行性变失去弹性，致气管环软化，术后气管失去了周围腺体的支持牵引作用，吸气时气管内的负压作用使软化的气管塌陷。但气管软化的病人术后往往需要气管切开后放置较长的导管，以支撑软化的气管环，拔除导管也需数周后。也可用悬吊法将软化的气管悬吊在颈前肌群，或将悬吊线穿出相应的皮肤以外，并固定在皮肤外的衬垫物上（如橡皮管等），一般6～7天可拆除。

另外，喉返神经损伤也可引起窒息。如双侧喉返神经的后支损伤，使两侧声带处于内收状态，可造成呼吸道梗阻；如双侧喉返神经的主干损伤，因声带松弛，此时不一定立即造成呼吸困难，但若伴有喉头水肿，可引起呼吸道阻塞而造成危险。3～4个月后由于喉肌萎缩、声带纤维化收缩可使声门狭窄，呼吸道不够通畅。

处理原则：如手术当时发现喉返神经已切断，应立即行神经吻合术，一般都可达到满意的效果；术后如出现声门阻塞症状（如呼吸困难或喘鸣），应先做气管切开、声带固定术以扩大声门，日后如声带功能未见恢复，需考虑行构状软骨切除术。

222. 甲亢手术后出现甲状腺危象怎么办？

甲亢术后出现甲状腺危象是一组严重的并发症。近半个世纪来，由于对甲亢术后并发危象的病因及发病过程有了更进一步的认识。术前充分的准备，术后甲亢危象的发生率明显下降。在 1976~1996 年的 20 年间，北京协和医院行甲亢手术的病人达 200 余例，无一例术后发生甲状腺危象的。

术前甲亢症状控制不佳，碘剂准备不充分，在此情况下行甲亢手术，可能有较多甲状腺素进入血循环，增强了儿茶酚胺的作用，而机体对这一突然变化缺乏适应能力，导致危象出现。典型的表现为突然高热，脉搏增快达 160 次/分以上，大汗淋漓，恐惧不安，呕吐，神志谵妄，昏迷等。也有少数病人表现为神志淡漠，虚弱无力，腱反射下降，体温低，脉率慢，脉压小等，此类为"淡漠"型甲亢危象。那么出现了甲状腺危象该怎么办呢？首先应该即刻找医生来判断是否有甲状腺危象。甲亢术后出现危象大都在术后 36 个小时以内，此时病人都是在住院期间，所以找医生应该是很方便的。医生将根据病人的具体情况给予一些药物，去减少血循环中甲状腺激素的水平，或抑制甲状腺激素的继续释放，如他巴唑、丙硫氧嘧啶和复方碘剂。能口服者最好口服，不能口服者可用胃管给药。碘剂还有供静脉使用的。普萘洛尔（心得安）是一种 β 受体阻滞剂，它可有效地抑制交感神经的作用，所以用它治疗甲亢术后发生的危象，效果很好。它的特点是作用发生快，但持续时间短。该药也可以静脉使用。另外是皮质激素的应用。在应激状态下，机体对肾上腺皮质激素的需要量是增加的，而肾上腺皮质也因长期高浓度的甲状腺激素刺激而储备不足。有人认为肾上腺皮质激素有抑制血循环中甲状腺刺激抗体对甲状腺的刺激，减少甲状腺激素的分泌，也可降低周围组织对甲状腺激素的反应。它还具有退热，抗休克作用。除了上述治疗以外，还需要对症治疗，如用镇静或人工冬眠，输液，维生素的补充，吸氧，抗感染等。经上述治疗后，病人一般2~4天可有好转。

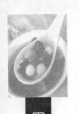 223. 甲亢病人手术后会出现甲状腺功能减退吗？

甲亢手术后出现甲状腺功能减退可分为两种情况：一是病人表现为一过性甲状腺功能减退，即经过一段时间后，术后残存的甲状腺组织可逐渐适应代偿，维持正常的甲状腺功能；另一种是永久性甲状腺功能减退，此种情况往往是术中剩留的甲状腺组织过少，或者残余腺体因为手术缝合、结扎的关系造成缺血，致使分泌不足。一般甲亢术后出现甲状腺功能减退的发生率为5%~10%。当病人出现食欲不振、乏力、淡漠，反应迟钝、行动迟缓、水肿、体温低、毛发脱落等症状时，就应考虑有发生甲状腺功能减退的可能，此时应去看医生。那么到底切除多少腺体才能既不出现甲状腺功能减退，又不会出现甲亢复发呢？这要因人而异。如甲亢病人腺体体积很大，保留的腺体相对地应多些，甲亢症状重而腺体较小的病例，保留的组织就要少些。如手术后出现了甲状腺功能减退症状，就应该及早去看医生，医生可根据病人的临床症状及甲状腺功能实验检查来判断是否有甲状腺功能减退情况，并根据低减的程度来补充适当地甲状腺激素作替代治疗，一般口服甲状腺片每日20~40毫克或左甲状腺素25~100微克即可。对于术后出现短暂的甲状腺功能减退情况，一般不需要补充甲状腺片。如甲状腺功能减退持续时间较久，则应看医生，由医生根据情况适当补充左甲状腺素或甲状腺片，以后视病情逐渐调整药量。

224. 甲状腺功能亢进手术后会复发吗？

甲状腺功能亢进手术治疗后的复发率，过去认为可高达20%~30%，近年来，由于注意了病例的选择，并在腺体切除的多少上积累了很多临床经验，所以甲亢术后复发率明显下降，目前甲亢的术后复发率一般在5%以下。

甲亢术后复发多在术后1~5年间，且多为年轻病人，而老年人术后复发的机会很少，这和老年人的细胞活力逐渐衰减有关。

准确判断手术时应该保留多少腺体为最佳，往往比较困难，而且每个病人的情况也不尽相同，应根据病人的年龄、甲状腺功能亢进的程度、腺体的大小以及残余腺体的血液供应情况而定。一般以为年轻人残留腺体应少些，老年人应保留稍多的腺体组织，如腺体组织的单位体积分泌功能较低，应保留多一些腺体，如单位体积的腺体分泌功能很亢进，保留残余腺体就应少些。但大多数学者主张，术后宁愿出现甲状腺功能减退，而不希望出现甲亢复发。因甲状腺功能减退可采用药物纠正，而甲亢复发后的治疗较为复杂，因对复发者来说，以后再进行手术时，手术风险相对较大，术后并发症也较第一次多。那么出现甲亢术后复发的症状怎么办？应去看医生，由医生根据病人症状和实验室检查来判断是否有复发和复发程度如何，并由医生决定适当的治疗方案，如选择 ^{131}碘治疗还是长期抗甲状腺药物治疗。近20多年来，北京协和医院已对甲亢术后复发的病人，进行再手术治疗共十余例，均取得满意效果，术后无并发症出现，也无甲亢再复发和甲状腺功能减退情况出现。所以甲亢术后复发再次进行手术治疗，仍然是可以考虑的。

225. 甲亢病人手术后突眼会加重吗？

根据统计资料表明，甲状腺功能亢进合并眼部症状者约占甲亢病人的60%，其临床表现就是眼球突出，根据眼球突出的程度可分为非浸润性突眼和浸润性突眼。前者眼球突出较轻，病人一般无自觉症状。临床表现为眼裂增宽，眼球不能向上注视，向下注视时上睑又不能随之下来，因此巩膜暴露部分较多。此类病人眼球本身并无突出，是上睑肌肉因交感神经兴奋过度，致痉挛收缩的结果，在术后甲亢症状得到纠正后，眼部症状可得到恢复，这类病人约占甲亢病人的50%。另一类突眼是浸润性突眼，其基本病变是眼球外的肌肉肥厚和球后水肿，临床表现眼球突出较明显，两眼可以不对称，眼睑和眼眶周围肿胀，结膜充血、水肿，病人常感到眼内有异物感，怕光，多泪，并有胀痛。由于眼外肌的麻痹和轻瘫，可出现眼球活动受限。引起浸润性突眼的病因目前尚不十分清楚，因此对于甲亢伴有浸润性突眼的病例，在临床上即使手术治愈了甲状腺功能亢进，也不一定能解决病人伴有突眼的现象，甚至有可能加重突眼。因甲状腺功能亢进是由于体内产生的类似促甲状腺激素物质促使了甲状腺激素过多分泌的结果。而浸润性突眼可能是其他免疫物质影响或下丘脑分泌的一种叫突眼产生物过多有关。

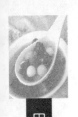 ### 226. 甲亢手术后还需口服抗甲状腺药物或甲状腺激素吗？

多数甲亢病人的治疗，首选方法是服用抗甲状腺药物，因为这种方法安全可靠，也不损伤甲状腺组织及其周围组织。它的作用主要是阻碍甲状腺素的生物合成。甲亢病人手术前往往先通过选用抗甲状腺药物治疗，使甲亢症状得到控制以后再考虑手术。手术的目的是治愈甲亢，通过切除过多的甲状腺来减少甲状腺激素的合成和分泌，使甲状腺激素在血液中维持正常的浓度。如果病人手术后达到了这个目的，此时就不再需要服抗甲状腺药物，也不再需要口服甲状腺激素，90%以上的病人术后是可以达到这个目的的。只有少数病人在术后一年或几年，又有甲亢复发的情况下，才考虑用抗甲状腺药物治疗。如果手术后病人出现甲状腺功能减低，如怕冷、少汗、乏力、精神不振、活动迟缓等症状，结合临床化验检查提示血液中T_3、T_4水平低于正常者，需在医生指导下服用适当的甲状腺激素药物，作为替代治疗。

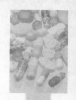

227. 甲亢手术后会出现手足抽搐吗?

　　以往甲亢行双侧甲状腺大部切除术,引起手足抽搐者并非罕见,有报道发病率最高达30%。近年来,由于对甲状旁腺的解剖和血液供应的研究有了更进一步的认识,在手术方法上也不断加以改进。因此,术后抽搐的发生率明显下降。目前在我院行甲亢手术后引起的手足抽搐不足2%,而且多数是暂时性的。

　　引起手足抽搐的原因是术中损伤了甲状旁腺组织的血运,或切除了甲状旁腺组织致使甲状旁腺素分泌不足而引起的。如术中切除1枚甲状旁腺组织,并不引起抽搐,切除2枚以上,就可能造成甲状旁腺功能不足。症状多出现在术后72个小时前后。上甲状旁腺的血运,可来源于甲状腺上动脉的后支,也可以来自甲状腺下动脉的分支;下甲状旁腺的血运来自甲状腺下动脉的分支。因此术中不但应保留甲状腺下动脉主干,而且还需紧靠甲状腺包膜结扎其供应甲状腺的血管,这样才能保证不损伤甲状旁腺的血供。在处理甲状腺上极血管时也应如此,以避免结扎甲状腺上动脉的后支。

　　临床上,根据程度的不同,损伤可分为暂时性和永久性两类。暂时性损伤,多为结扎了甲状旁腺的部分血管,日后又逐渐得到代偿而好转;永久性损伤,是切除或完全结扎了甲状旁腺的血液供应,导致甲状旁腺坏死。

　　为什么甲状旁腺素分泌不足会引起手足抽搐呢?原来甲状旁腺素的主要功能是调节血清钙、磷的浓度,手术后由于甲状旁腺激素分泌的减少,血钙下降,而引起病人的精神紧张、焦虑和手足抽搐。手足抽搐多在白天发生,每次历时10~20分钟不等,重者可出现全身肌肉痉挛。如果长期低钙,可造成皮肤、毛发、指甲等营养障碍。术后出现上述症状即认为可能出现甲状旁腺功能低下,应及时去看病,医生会根据病人的症状及化验结果做出判断,并指导应使用钙剂及维生素D等药物治疗。

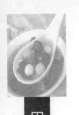

228. 甲亢病人手术后说话的声音会发哑吗？

　　甲状腺功能亢进症在手术后出现声音嘶哑，说明术中可能损伤了喉返神经。喉返神经损伤在20世纪50年代曾报告可达到14%。近年来，由于局部解剖研究的深入和手术操作方法的不断改进，喉返神经损伤率已降到2%以下。根据损伤性质和程度的不同，喉返神经损伤分为暂时性和永久性两类，如术中喉返神经被结扎或切断，就会造成声带永久性麻痹，嘶哑也将是永久性的。如仅是因为术中轻度牵拉，术后水肿或血肿压迫则多为暂时性的，待水肿消退、血肿解除后，半年内神经功能一般都可恢复，病人说话声音嘶哑现象也可消失。临床上术后的声音嘶哑多数是由后者造成的。喉返神经损伤的部位不同，嘶哑的程度也会不同，如一侧神经前支损伤，可引起声带的内收肌麻痹，使声带外展声音嘶哑；如两侧喉返神经前支部损伤，可能造成失音；如一侧神经主干损伤可引起一侧内收肌和外层肌同时麻痹，使声带处于中间位而声门不能闭合，声音嘶哑；极少数病人因两侧主干都损伤，因声带松弛而失音，甚至造成声门狭窄，而喉返神经损伤经过及时处理，术后神经功能恢复的可能性可以达到100%。

229. 甲亢手术后能吃含碘丰富的食物吗？

　　碘是合成甲状腺激素的原料，小量的碘有利于甲状腺激素的合成，但使用大剂量的碘会使甲状腺激素的合成和释放均减少。甲状腺激素释放减少，可反馈引起脑垂体分泌促甲状腺激素增加，使甲状腺增生肿大，以代偿甲状腺功能。某些病人如果在甲状腺增生的基础上又持续大量吃碘，则甲状腺激素的合成和释放均继续增多，于是可产生碘甲亢。

　　因此，甲状腺功能亢进手术后适量吃海带、海藻类含碘食物是有益的，但不宜长期大量食用。含碘的药物如含碘化钾的化痰药，抗心律失常的胺碘酮等也不宜过多服用。

230. 甲亢手术后过多久才能怀孕？

患甲亢妇女可出现月经紊乱，甚至闭经，排卵减少不易受孕。即使怀孕，也易发生流产、早产、妊娠中毒症等，而且影响胎儿的甲状腺功能，新生儿患甲亢的机会也较多。甲亢和妊娠会使病人的心脏负担加重，易诱发心脏病。

甲亢术后，当病人的甲状腺功能恢复正常，症状消失，体重增加，病人在此时妊娠或以后分娩均无大的影响，一般手术2~3年后，甲状腺功能仍正常者，此时怀孕为最佳。这时甲亢复发的机会少多了。

231. 甲亢手术后发生呛食能否恢复？

甲状腺手术损伤喉上神经内支，会使喉及会厌黏膜的感觉丧失。吞咽时食物可误入气管，引起呛咳，尤其在饮水时。这种情况，一般不需特殊处理，约一周可望恢复。应注意的是，有误吸危险的病人，暂时停流质饮食，可给糊状食物替代，以防止发生吸入性肺炎。

232. 甲亢病人术后切口上方肿胀是什么原因？

甲亢手术后引起切口上方皮肤水肿是很常见的，但每个病人术后水肿的程度又有所不同，水肿明显的颈前切口上方皮肤有明显均匀的突起，质地软。轻度水肿的肉眼看上去并不太明显。

术后引起切口上方皮肤水肿的原因有两种，一是由于手术创伤引起的组织水肿；二是手术时切断了颈前血管，影响了头面部的血运和淋巴液的回流。

甲亢手术是一个比较大的手术，颈前皮肤切口较长，皮瓣剥离范围也较大，所以手术创伤大。手术创伤，毛细血管、淋巴管壁的通透性增加，使这些血管内的液体和淋巴液外渗，导致组织水肿。另外，头面部、颈前的血液回流一部分是通过颈前粗大的静脉来完成的，当颈前粗大静脉被切断以后，头面部血液，淋巴液回流受到阻碍，溢积在颈前切口上半部皮瓣内，使之产生水肿。颈前皮下脂肪厚的病人，术后水肿的往往比较明显；皮瓣薄、脂肪少的病人水肿相对较轻。颈前切口上方皮瓣水肿的预防较困难，但手术 3~6 个月以后，大部分病人的水肿都会慢慢减轻，以至消失，这是因为术后日久，由于血管、淋巴管再生，水肿组织会通过这些再生的血管、淋巴管流入循环中。另外，因回流受阻，局部压力升高，压力差的关系，水肿皮瓣的液体也可通过侧支的逐渐开放回流至心脏，再加上创伤组织的不断修复，所以在手术数月以后，切口上方皮瓣的水肿都会渐渐消退。

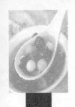 **233.** 甲亢病人手术后颈部不适，说话和吞咽费力，什么时候才能恢复？

甲亢病人术后头几个月内一般都会感到颈前有紧迫感，说话及吞咽动作不自然，甚至很费力，这是因为颈前手术区域瘢痕所致。根据手术创伤的大小，瘢痕生成的轻重，病人的自觉症状又有所不同。轻者仅有轻度颈前发紧的感觉，基本不影响说话，吞咽时也仅有轻微牵拉感觉；重者由于颈前各层组织之间粘连，瘢痕挛缩，使颈前皮肤，皮下及颈前肌群之间的组织变硬，而且失去了正常组织的弹性和伸缩性。此时病人感到颈前紧缩，有压迫感及说话吞咽很费力。这种不适和压迫感，将随着时间的推移，瘢痕组织的吸收和软化，症状也将逐渐有所好转，数月至半年后，大部分病人才能逐步恢复至正常。由于

粘连，瘢痕挛缩，也给病人带来很大苦恼。为了克服术后瘢痕粘连，近年来，我们采用医用透明质酸钠涂布在颈前伤口创面，对减少术后瘢痕粘连的产生可起到一定作用。这种方法已被用于甲状腺手术病人50余例，术后随诊40余例，观察一年半，结果提示：用药组术后颈前不适、紧缩感及吞咽困难感均较不用药的对照组明显减轻。临床应用也未发现有毒副作用。

 234. 颈部手术后有什么办法使瘢痕小些？

颈前是人体暴露之处，如果甲状腺手术后在颈前部位遗留有很明显的瘢痕，对于病人来说将是一种精神负担，它不仅影响美观，甚至影响正常的生活。为了消除或使颈前瘢痕尽可能减少，我们以前曾用一种很细而且不吸收的进口线做连续的皮内缝合，待4~5天后将此线从切口的一端抽出，这样颈前既没有皮肤的针孔，切口对合又整齐，有效地减轻了术后瘢痕的产生。

近年来，我们又采用了WAB生物黏合剂黏合手术切口，用此法预防术后瘢痕产生，取得了更加令人满意的效果。WAB生物黏合剂的主要成分是蛋白质和多肽，它的特点是组织相容性好，在体内容易被吸收，也无毒副作用，用它黏合手术切口具有切口炎症反应轻，切口对合平整，瘢痕产生小的优点，是目前理想的预防术后瘢痕产生的方法。目前我们已用于临床百余例，均取得了满意效果。有些病人由于本身属于瘢痕体质，术后瘢痕宽大色深非常难看，对于这类病人可以把瘢痕切掉，然后做皮内缝合或用WAB生物黏合剂黏合手术切口，术后1周再做浅表的小剂量放射治疗，可以使瘢痕减少到最低程度。

 235. 甲亢伴有突眼时可以手术治疗甲亢吗？

突眼常是甲亢的主要表现之一，多为同时或在甲亢出现以前或以后发生，突眼的程度与甲亢轻重无明显关系，5%以下病例不伴有甲亢称为甲状腺功能正常的突眼。

甲亢性突眼分非浸润性和浸润性两种，非浸润性突眼，为无症状只有眼征，当甲亢控制以后，突眼会自行恢复，预后良好，又称良性突眼。

浸润性突眼常有怕光，视力减退，胀痛、刺痛、流泪，眼球活动度减小，甚至眼球固定。由于高度突眼不能闭合，结膜及角膜暴露，引起充血、水肿，继而感染，溃疡严重的以至失明。突眼大多数是良性的，浸润性的是少数。

非浸润的良性突眼不需手术治疗，一般随着甲亢的缓解，突眼会逐渐好转。浸润性突眼以往认为禁忌行手术治疗，近年研究发现，经过任何一种治疗甲亢方法的治疗都有一部分病人突眼仍然继续发展。但是相比较来看，手术治疗组中突眼的发展不比抗甲状腺药物治疗组突眼发展得快。

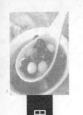 236. 小儿及新生儿甲亢适合手术治疗吗？

小儿甲亢和新生儿甲亢都很少见，小儿甲亢往往有家族史，新生儿甲亢则和母亲在妊娠期患有甲亢有关。母亲血内含有较高浓度的甲状腺刺激抗体，这种抗体可以通过胎盘到达胎儿体内，使之产生甲亢，所以出生后就有甲亢症状，表现为甲状腺弥漫性肿大，心率快，多汗，消瘦等，也可伴突眼，由于小儿甲状腺细胞活力强，手术后甲亢复发率高，小儿及新生儿甲亢一般不主张手术治疗，尤其是新生儿甲亢。小儿甲亢可用抗甲状腺药物治疗，但他们往往需要较长时间的药物治疗，服药要好几年，极少数经这种治疗效果仍不理想的，或又复发的年龄稍大的患儿，方可考虑手术治疗。

（唐伟松　高维生　刘子文）

九

甲亢与核医学科

237. 哪一种甲亢适合放射性碘（^{131}I）治疗？

成年人甲亢，均可选择放射性碘（^{131}I）治疗，此治疗法的有效率为100%，一次治愈率为80%以上，对服用抗甲状腺药物过敏或失效及手术治疗复发者，均可用^{131}I治疗，一个疗程约为半年，如仍不好，可考虑第二次服药。

238. 放射性^{131}I治疗甲亢的原理是什么？

甲状腺有高度选择性摄取^{131}I的功能，甲亢对甲状腺摄取^{131}I的速度快、数量多。^{131}I和普通碘（I）一样的生理、生化特点，参与甲状腺内的代谢，在甲状腺内的有效半衰期3~5天。^{131}I能发射出β射线，射程2~3毫米，大剂量^{131}I使部分甲状腺受到抑制或破坏，起到类似部分甲状腺切除的效果，使甲状腺激素形成减少，达到治疗甲亢的目的。

239. 甲亢病人在行^{131}I治疗前应做哪些核医学

方面的检查？

甲亢病人在^{131}I治疗前，要做甲状腺摄取^{131}I率测定，甲状腺功能的生化指标（TT$_3$、TT$_4$、FT$_3$、FT$_4$、TSH、FT$_4$I）的测定，甲状腺抗体（Tg-Ab、TPO-Ab）及 TSH 受体抗体（TRAb、TBII、TS1）的测定以及甲状腺核素显像等。

240. ^{131}I 是什么药物？临床上有何用途？

^{131}I 是碘的同位素，是临床上重要的放射性药物，它能发射 β 和 γ 射线，其物理半衰期为 8.04 天，临床主要用途为甲状腺功能测定、甲状腺显像、治疗甲状腺功能亢进症及甲状腺癌等。

241. 什么叫甲状腺核素显像（扫描），有何临床意义？

正常的甲状腺能够浓聚 ^{131}I 和锝（^{99m}Tc），因此可使正常甲状腺和异位的甲状腺显影。甲状腺发生病变时，它的影像将随着对 ^{131}I 和 ^{99m}Tc 的功能改变而变化。

甲状腺核素显像临床主要用于甲状腺结节功能的诊断，按病变对放射性物质摄取的多少（分为冷、热、凉、温四种情况），异位甲状腺定位，甲状腺癌转移病灶的定位诊断等。

242. 甲状腺的核医学检查对人体有害吗？

甲状腺的核医学检查所用的 ^{131}I 量极微，摄 ^{131}I 试验所用的 ^{131}I 化学量是 $1.6×10^{-11}$ 克，相当 2 微居里（μCi）的放射性强度，对人体无任何病理影响，更造不成什么危害。

甲状腺显像通常所用的是 ^{99m}Tc，其物理半衰期为 6 个小时，在身体内时间很短，所放出 γ 射线能量也低（140keV）。对人体也无任何危害。

243. ¹³¹I 治疗甲亢的原理是什么？对人体的其他组织器官有损害吗？

甲状腺具有选择性摄取碘的能力，^{131}I 具有与稳定碘一样的生理、生化性质，^{131}I 衰变为 ^{131}Xe（^{131}氙），放出 90% 以上 β 射线，该射线能量低，在甲状腺组织中的射程短（2~4 毫米），穿透能力弱，不损坏其他组织。甲亢时，甲状腺吸 ^{131}I 率明显增加，而且速度加快，^{131}I 在甲状腺内有效半衰期 3.5~5 天。当口服一定量的 ^{131}I 后，甲状腺组织受到 β 射线照射，腺体的细胞产生炎症、直至功能丧失等变化，从而减少了甲状腺合成甲状腺激素的量，使亢进的功能逐渐恢复正常。

甲亢病人吸 ^{131}碘率，多在 85% 左右，因此服入后的 ^{131}I 大部分浓聚在甲状腺里，而其余的 15%~20% 于 24 小时内将随尿排出，其他器官、组织有很少量 ^{131}I 不会造成危害。

244. ¹³¹I 治疗甲亢的有效率和治愈率怎样？

^{131}碘（^{131}I）治疗甲亢，国内外已公认为安全、简单、有效的方法，国内外很多医院，作为治疗成人甲亢的首选方法。一般口服一次治疗量的 ^{131}I 有效率为 100%，其临床治愈率为 85% 以上，少数病人需行第二次治疗。

245. 老年人和儿童甲亢能用 ¹³¹I 治疗吗？

^{131}I 对老年人甲亢的治疗应作为首选，因老年人易患心血管疾病行手术不大适宜，而服抗甲状腺药物时间长，老年人肝肾功能渐趋弱，功能较差，抗甲状腺药物容易加重肝肾负担，如果长期服药，必须定期查肝肾功能。而用 ^{131}I 治疗甲亢则不存在这些问题。

对于儿童甲亢用^{131}I 治疗，国内外尚没有肯定意见，在一些发达国家中有的医生用^{131}I 治疗儿童甲亢，已有较长的历史，还没有发现甲状腺癌和白血病发病率增高，但甲减的发生率较高。国内多数专家认为儿童甲亢采用抗甲状腺药物治疗为好。

246. 哺乳期及孕妇甲亢能用^{131}I 治疗吗？

^{131}碘（^{131}I）可经乳汁分泌，也可通过胎盘进入胎儿体内，因此对正在哺乳的婴儿及胎儿甲状腺的发育会造成影响，甚至破坏婴幼儿及胎儿的甲状腺，所以哺乳期妇女及孕妇甲亢是 I 治疗的绝对禁忌证。

247. ^{131}I 治疗甲亢能引起甲状腺癌和白血病吗？

自从 1942 年 Hertz 等用^{131}I 治疗甲亢以来，经过国内外大数量病例观察，未证实治疗病人有甲状腺癌及白血病发生率的增高。Pochin 和 Saenger 对 95000 例甲亢病例治疗后进行调查，未发现甲状腺癌和白血病发生率增高，其理由是中等治疗剂量的病人，性腺受到的辐射剂量小于 30mGy，相当于子宫输卵管造影或钡剂灌肠时性腺受到的 X 线辐射剂量，所以认为^{131}I 治疗甲亢时致癌是没有根据的。

248. ^{131}I 治疗甲亢会影响生育吗？

正如前边阐述，使用等剂量的^{131}I 治疗甲亢病人时，性腺受到辐照剂量相当于输卵管造影或钡剂灌肠所受到的 X 线辐照剂量，对生育毫无影响，大量病例观察资料证明，由甲亢引起的月经不调难于怀孕者，在甲亢治愈后，均能喜得贵子，因此认为^{131}I 治疗影响生育的说法是无任何科学根据的。

249. 甲亢用¹³¹I治疗后能引起甲状腺功能减退吗？

甲亢在¹³¹碘治疗后主要的并发症是甲状腺功能减退，也是采用¹³¹I进行治疗的美中不足。甲状腺功能减退的发生率在国内外的各家医院均不相同，国内多为10%~25%，由于医生施用¹³¹I剂量的指导思想不同，及治疗后对早发甲状腺功能减退的早期处理情况不同，治疗后发生甲状腺功能减退发病率也各不相同。

250. 甲亢在用¹³¹I治疗后引起的甲状腺功能减退可怕吗？怎样治疗？

甲亢病人用¹³¹碘（¹³¹I）治疗后并发的甲状腺功能减退是不可怕的，因为¹³¹I治疗后并发的功能减退容易诊断，易于治疗，病人有了甲减症状或体征，在1~3个月内没能及时纠正时，也不会造成更大危害，经过用甲状腺激素治疗，甲减的症状和体征都会消失。

甲状腺功能减退容易诊断，其症状与甲亢正好相反，如甲亢时怕热，多汗，在甲状腺功能减退时则怕冷，少汗；甲亢多食易饥，而减低则食欲差，腹部胀满。当甲状腺功能减退诊断明确后，在医生指导下服甲状腺片或甲状腺素，即可得以恢复。¹³¹I治疗后产生的甲减，有部分病人是暂时性甲状腺功能减退反应，也就是说在治后一段时间有甲状腺功能减退表现，可短时间用甲状腺激素替代治疗，经过1~6个月甲状腺功能减退可恢复正常。长期甲状腺激素替代治疗者仅是少部分人。

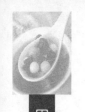

251. 甲亢病人肝肾不好时能否用¹³¹I治疗？

甲亢病人常伴有肝功能不正常，即仅转氨酶轻度增高，而无肝炎症状，病理检查结果证实，这时多为肝细胞轻度脂肪变性，没有其他肝炎的改变，可以随着甲亢的治愈而恢复，这种情况不影响用^{131}I进行治疗。临床实践证明，急性或慢性肝炎，甚至或是有肝硬化时，都不适宜用抗甲状腺药物，因为药物对肝脏有损害或加重肝脏的负担，而^{131}I治疗却不存在这一问题。

一般在有轻度肾脏病变，如肾盂肾炎、泌尿系感染、结石等肾病，不影响用^{131}I治疗，因为有这些肾病时，肾的排泄功能均不受影响，^{131}I除了大部分被甲状腺摄取以外，其余部分有15%~30%从尿中排出。所以当肾功能正常时，就不会受影响。如果病人患严重的肾病，像慢性肾炎、肾病综合征等，在给病人较大剂量^{131}I时，就应该慎重考虑。

252. 甲亢病人有白细胞减低或用抗甲状腺药物后引起白细胞减低，能用¹³¹I治疗吗？

在甲亢病人中，不论由哪种原因引起的白细胞减少（包括用抗甲状腺药物引起的白细胞减低），均可用^{131}I治疗。因为^{131}I进入血流以后，很快被甲状腺所浓聚，15%~30%中的90%，很快从尿中排出，因为对造血的骨髓照射量极小，造不成任何危害。临床实践表明，甲亢伴白细胞偏低，可随着^{131}I治疗后甲亢的恢复而恢复，对血小板减少性紫癜也是这样，常常在有白细胞或血小板减少而用抗甲状腺药物禁忌者，用^{131}I治疗仍是安全的。

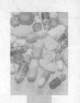

253. 哪些甲亢病人不适合¹³¹I治疗？

在前边已经提及，妊娠或哺乳期的患者不宜用¹³¹I治疗，这些是禁忌证。另外有严重肾功损害者也不适合用¹³¹I治疗，因为¹³¹I除甲状腺摄取外，90%都从尿中排出，如果肾功能不好，¹³¹I在体内就不能及时排出，血内含有一定量放射性¹³¹I，造成不必要的照射，另外¹³¹I也会刺激肾脏。遇上述情况时最好暂时不用¹³¹I进行治疗。

另外，甲状腺极度肿大，又有压迫症状时，最好禁用或慎用¹³¹I治疗，因为过大甲状腺在用¹³¹I治疗后，一旦有轻度炎症性的反应，会使压迫症状加重，病人会出现呼吸困难。

254. 用过抗甲状腺药物治疗或手术切除后复发的病人还能用¹³¹I治疗吗？

抗甲状腺药物治疗甲亢，复发率高，甚而有的病人在服药过程中症状、体征难以控制，这时应停用抗甲状腺药物，采取¹³¹I治疗，只要停药时间恰当，甲亢的症状和体征又出现，甲状腺功能生化指标（T_3、T_4）已升高，便可用¹³¹I治疗。

甲亢手术后复发者，一般不宜再做手术，可考虑用¹³¹I治疗，照样会取得治愈的效果。

255. 甲亢病人能否同时用抗甲状腺药物和¹³¹I治疗？

国内大多数专家不主张同时用两种方法治疗甲亢，原因是抗甲状腺药物会影响甲状腺功能指标的测定值，如甲状腺24小时摄¹³¹I率及¹³¹I在甲状腺内的有效半衰期测定等，在¹³¹I治疗剂量计算时也会受

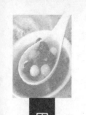
到影响。所以不主张同时用两种药物。但重度甲亢病人，抵抗力差，容易感染，而^{131}I的作用比较缓慢（三周才见效），为了防止病情加重，或出现甲亢危象，在用^{131}I治疗前用短时间的抗甲状腺药物（3~7天），再用^{131}I治疗为宜。

256. 甲亢伴恶性突眼，在^{131}I治疗后能恢复吗？

甲亢病人可有15%~40%伴双眼或单眼突，有的突眼在甲亢发病前出现，也有的在甲亢治疗中出现，少数病人可在甲亢控制后出现。甲亢突眼的治疗，国内外尚缺少特效或高效的办法。临床实践表明，用^{131}I治疗甲亢后，突眼大部分减轻，少部分病人随着甲亢的恢复而逐渐恢复，极少数病人，在甲亢控制后突眼反而加重，出现这种情况，经过较长的时间也可自然恢复。

257. 甲状腺瘤伴甲亢时能用^{131}I治疗吗？

甲状腺腺瘤伴有甲亢也称之为甲状腺毒性腺瘤，多发生在40~50岁的人，甲亢症状比较轻，临床诊断主要靠甲状腺显像（或扫描）。治疗可以选用手术切除，也可用^{131}I治疗（切除）。一般大剂量用^{131}I"切除"后，甲亢症状和体征均可恢复，半年到一年，瘤体消失。

258. 甲亢心脏病能用^{131}I治疗吗？

甲亢病人如伴有心动过速、心房纤颤、早搏及心室扩大等症状时，称之为甲亢性心脏病，如果没有较长时间的心脏功能不全，这些异常情况一般均可在^{131}I治疗后恢复，有时心脏症状在甲亢的症状和体征恢复中持续存在较长时间，这时需配合其他心脏方面的药物治疗。

259. 甲亢病人在^{131}I治疗后，为什么要定期去门诊复查？

甲亢病人于^{131}I治疗后，要定期去门诊复查，主要目的是看甲亢是否治愈，有没有出现甲状腺功能减退，在治疗后半年，如果甲亢症状和体征还没消失，甲亢的生化指标仍不正常，可考虑做第二个^{131}I疗程的治疗。

少数病人在治疗后2~8周可出现甲状腺功能减退表现，这时有可能是暂时性甲状腺功能减退反应，如已成为永久性甲减，也不必过分担心，可以请医生帮助调整药量，找出甲状腺激素合适剂量。

260. 是否甲亢均可^{131}I治疗？

甲亢病因有十几种，主要病因是格雷夫斯病（Gvaves病甲亢），占甲亢人群85%，另一种甲亢是Plummer甲亢（甲状腺毒性腺瘤）占甲亢5%~8%，^{131}I治疗甲亢主要对这两种甲亢，其他病因引起甲亢，均不宜^{131}I治疗。

261. 怎样区分格雷夫斯（Graves）甲亢与其他甲亢？

^{131}I主要治疗格雷夫斯（Graves）甲亢，因此它的诊断十分主要。Graves甲亢特点是器官自身免疫病，因此甲状腺自身抗体促甲状腺受体抗体（TRAb）阳性是格雷夫斯甲亢的重要病因诊断。85%~100% Graves甲亢TRAb阳性，另外Graves甲亢病人24小时摄^{131}I率亦具有

免疫性特点，不受任何外源性甲状腺激素的影响，85%以上病人表现高峰前移和曲线上升快，上述两点，可将 Graves 甲亢与其他甲亢区分开。

262. ¹³¹I 治疗 Graves 甲亢和 Plummer 甲亢在剂量上有何区别？

¹³¹I 治疗 Graves 甲亢和 Plummer 甲亢原则是不同的，对 Graves 甲亢的剂量设计要考虑甲状腺摄¹³¹I 率、甲状腺大小、TRAb 水平、有效半衰期等，要尽量做到剂量适当，即要治好甲亢，又不出现早发甲状腺功能减退（甲减）；而 Plummer 甲亢则主要考虑瘤体大小，以大剂量破坏腺瘤为原则，如无自身抗体阳性，不必担心发生甲减。

263. 儿童青少年甲亢，可用¹³¹I 治疗吗？

对青少年、儿童甲亢，用¹³¹I 治疗要十分慎重，最重要的是要诊断明确，凡是儿童 Graves 甲亢均可用¹³¹I 治疗，Graves 甲亢长期药物治疗迁延不愈，影响青少年生长发育。所以如果青少年、儿童甲亢药物治疗迁延时间长，应及早选用¹³¹I 治疗。

264. 育龄妇女¹³¹I 治疗后，多长时间可怀孕？

育龄妇女¹³¹I 治疗 6 个月为一个疗程，90%的病人，一个疗程即可治愈，病人甲状腺功能生化正常，甲亢症状、体征（突眼和黏液水肿除外）消失，这时病人即可怀孕。一般¹³¹I 治疗后，要求最少 80 天方可怀孕，这时怀孕对胎儿才不会造成影响，切忌服¹³¹I 药后立即怀孕。

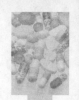

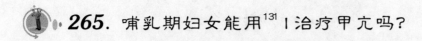

265. 哺乳期妇女能用¹³¹I治疗甲亢吗？

哺乳期的妇女，禁用¹³¹I治疗甲亢，因¹³¹I可通过乳汁分泌，婴儿吃母乳后，影响甲状腺生长发育。如果只能采取此法，也必须停止喂养后，再用¹³¹I治疗。

（康增寿）

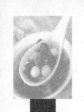

十

甲亢与眼科

266. 甲亢眼病为什么改称甲状腺眼病呢？

　　对任何事物的认识都会有一个从感性逐步到理性的过程，临床上的好多病生理知识都是在实践中被发现总结出来的。甲亢眼病被称为甲状腺眼病的过程，是人们对甲状腺病所带来的眼部症状新的发现和理性认识，经过临床实践的理性总结。最早人们只是知道甲亢的病人可以造成突眼，知道甲亢眼病是一种与甲状腺功能异常相关的器官特异性自身免疫性疾病。由于甲亢病是甲状腺疾病中发病率最高的疾病，所以甲亢性眼病在眼科也是最多的，故易误认为甲状腺疾病只有甲亢会引起眼病。临床的观察证明：甲状腺疾病引起眼部病变不仅仅局限于甲亢的病人。严格意义上讲，甲状腺眼病除发生在甲状腺功能亢进的 Graves 眼病外，少数也可发生于甲状腺功能减退（桥本甲状腺炎）和甲状腺功能正常者，甚至甲状腺结节、甲状腺癌等病人，均可出现甲状腺眼病。近年来随着甲状腺结节和甲减病人的增多，甲状腺眼病也在增加。

　　Weetman 于 1991 年提出甲状腺相关性眼病（thyroid associated ophthalmopathy，TAO）的称法，代替以往的 Graves 眼病及眼型 Graves 病。1992～1993 年美国眼科科学院基础和临床教程中提出了"甲状腺相关性免疫眼眶病（TRIO）"的说法。以上命名均以病因为基础提出，被业内认可。1998 年，宋国祥将其称为"甲状腺相关性眼眶病"并进行分型：具有甲亢者为 Ⅰ 型；甲状腺功能正常者为 Ⅱ 型；甲状腺功能低下者为Ⅲ型。所以甲亢眼病（Graves 眼病）的称呼具有片面性。甲亢眼病是甲状腺眼病的Ⅰ型。甲状腺眼病（TED）是目前国际上比较认可的名称。

267. 甲状腺眼病主要有哪些眼部表现？

甲状腺眼病的表现可以从病人自觉症状和医生所检查的临床体征两个方面描述。

由于眼眶内软组织免疫反应性炎症、水肿，而导致卧在这些组织中央的眼球受到挤压，这两大因素，会引发诸多的相关症状和体征。

发病初期就有怕光、流泪，这个症状会伴随大多数病人整个病程。当病情发展到一定程度的时候，会出现眼睑肿胀、眼红、眼干、怕光流泪、眼胀痛或磨痛、眼球突出、视物双影（一个东西看成两个）。眼球不能随意转动，甚至出现斜视，视力疲劳和视功能损害等。随着炎症的发展，视力逐渐下降，或阵发性视物模糊，少数病人因治疗不及时或治疗不当，随病情恶化，会发生各种并发症，重者可失明。

甲状腺眼病具有一组非常独特的临床体征：

（1）眼球突出。

（2）上睑退缩征　正常人平视时上眼睑缘遮盖角膜有2~3毫米。甲状腺眼病患眼平视时，上睑缘在角膜上方的巩膜（白眼珠）位置，类似凝视状态，术语称上睑退缩或称睑后退征，有的人上下睑同时后退。

（3）眼睑迟落征　眼球向下运动时，上眼睑不能同时下移，停留在原来位置上瞬间再下来，叫作上睑迟落。

（4）眼睑闭合不全　睡眠时明显。

（5）结膜特征性充血水肿　多在眼球颞侧出现粗大的血管扩张或毛刷状充血。

（6）斜视及眼球运动障碍　多条眼外肌受累不一定出现复视，只是眼球运功障碍。

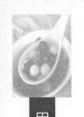
（7）视功能障碍 包含视力、视野和双眼视功能三方面的评估。视神经病变除了常规眼底检查，还需用视野、OCT 或 VEP 评估。

（8）高眼压或继发青光眼。

其中上睑退缩和上睑迟落是甲状腺眼病特有的体征，约有 96% 的甲状腺眼病病人会出现上述二征。所以是临床诊断甲状腺眼病的最具有参考价值的体征。

甲状腺眼病是一个涉及医学多学科的疑难眼病，也是涉及眼科所有组织的复杂眼病，症状和体征几乎包含眼科所有疾病的表现。好在根据本病的临床分期显示，在活动期和静止期症状体征是不同的。活动期治疗，病变有可逆性。

活动期典型的病人炎症反应活跃。表现眼睑肿胀，眼眶饱满，严重者触摸眼眶，压如石硬，结膜高度充血或出血、结膜水肿如水泡，重者结膜可以突出眼睑之外。肌肉止端独特的暗红色充血和血管扩张，看起来很可怕。然而活动期是最佳治疗时段，进入静止期很多功能不能恢复，尤其是突眼。

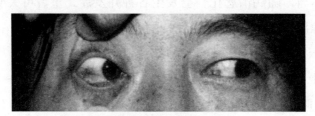

图　右眼颞侧结膜毛刷状充血

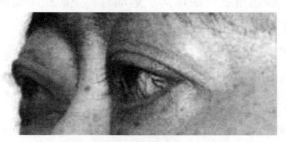

图　结膜血管粗大扩张

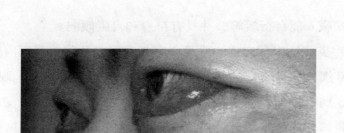

图　结膜泡性水肿

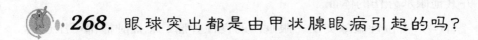

268. 眼球突出都是由甲状腺眼病引起的吗？

眼球突出是眼科临床常见的一个体征，引起眼球突出的原因很多，甲状腺眼病只是其中之一。

这里简要介绍几种引起眼球突出的常见眼病及特点：

（1）甲状腺眼病突眼　是眼科门诊突眼比例占首位的眼病。①具有甲状腺疾病的全身症状及体征。②甲状腺功能化验为甲亢或甲减的指标。③除了突眼还具有典型的甲状腺病人的眼部诸多表现，例如：发病早期的眼睑肿胀、怕光、流泪、眼红、上睑后退、眼睑迟落。随病程发展出现视物双影、眼球转动不灵活，甚至固定不能运动，视力下降，少数可失明。④甲状腺突眼多为轴性突出（向正前方突出），晚期由于肌肉纤维化，部分病人向下突出。⑤约有80%双眼同时突出，单眼突出多见甲状腺功能减退型。⑥病情发展缓慢，受甲状腺疾病的病情影响，眼病时好时坏，具有反复性。⑦在活动期能得到及时干预和有效治疗，突眼会减轻或复原，到了静止期病变组织发生纤维化很难改变突眼的外貌。⑧医学影像检查是可靠的鉴别诊断手段：眼眶 B 超是首选，必要时做眼眶 CT 或磁共振。眼外肌影像显示独特的梭形肥大，边界光滑清楚，磁共振还能显示提上睑肌的病理特点，提供是炎症还是纤维化。对临床选择治疗方案很有意义。⑨约 2/3 的

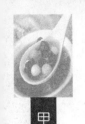
轻、中度病人能自行缓解，并具有自愈和自限倾向。

（2）炎症性眼球突出　常见于眶蜂窝织炎及其他眼眶内感染性炎症，血常规化验异常。通常有发烧及败血症等全身症状，眼眶剧痛。起病急，病程短，经消炎控制感染，眼球突出很快恢复。单眼发病，如果是眼球邻近组织感染，如急性鼻窦炎、海绵窦感染。这类眼球突出常常是偏离中轴线向一侧突出。这和甲状腺眼病的轴性突出截然不同。

（3）外伤性眼球突出　有明确的外伤历史，常为单侧突出，并合并其他眼部外伤的体征。

（4）占位性眼球突出　眼眶内的良性肿瘤、恶性肿瘤都可压迫排挤眼球致使突出。因其发展缓慢，尤其是眶尖部的良性肿瘤使眼球呈现轴性突出特征，易与甲状腺突眼混淆，甲状腺眼病在 CT 的矢状位上，下直肌肥厚呈现球型影像时常误认为眶内占位，要注意鉴别。这类病人不伴有甲状腺病全身症状。通过甲功化验，眼部超声、磁共振检查不难鉴别。

（5）眼眶炎性假瘤或眼外肌炎　有很多症状和体征与甲状腺眼病突眼相似，但没有甲状腺眼病的眼睑退缩和眼睑迟落的体征。炎性假瘤早期就有视力障碍，大多伴持续性眼眶剧烈疼痛及头痛，常有上睑下垂，累及泪腺，可见泪腺脱垂。甲状腺功能化验正常。而甲状腺眼病病人一般在重症或晚期才出现视力下降，疼痛不会持续，只是轻度胀疼。影像学检查可提供可靠鉴别依据。CT 扫描也常容易混淆，尤其有多条眼外肌肥大时要仔细找出不同的显像：炎性假瘤的眼外肌是一致性的肥厚 B 超多显低回声，多伴有边界模糊。而甲状腺眼病眼外肌呈梭形肥厚，表面光滑。

269. 为什么甲状腺眼病病人有睑肿、怕光流泪还干涩呢？

因为患甲状腺眼病时，甲状腺上皮细胞、眼眶前脂肪细胞及成纤维细胞可一起表达共同抗原，是以细胞免疫为主的位点特异性自身免疫性疾病。当患有甲状腺疾病自身免疫反应发生时，眼眶内成纤维细胞抗原的表达是引起甲状腺眼病发病的关键因素，早期组织学的变化会引起大量的淋巴细胞、浆细胞浸润肌肉和肌间膜、结缔组织。成纤维细胞的活化造成球后组织的水肿。水肿及炎症增加了眶内容物及眶内压力，眶内静脉回流受阻，进而影响泪腺、眼睑组织、眼球筋膜、结膜组织等的正常血运。眼球筋膜为一薄层纤维组织覆盖在眼球的表面，自视神经周围向前直到角膜缘附近形成 Tenon 囊，睫状血管和神经、涡静脉均在 Tenon 内穿行。当水肿炎症引起眶内压力增高、静脉回流受阻时，这些血管神经首先受累，依靠它们提供营养和血运的眼睑、结膜、角膜就必然失去正常的营养支持，发生代谢障碍，所以会出现眼睑肿胀、结膜充血、流泪及眼干等临床症状。如果病情得不到控制，这些临床症状还要进一步恶化。

270. 甲状腺眼病病人视物双影和眼球转动不灵活是怎样形成的？

几乎所有甲状腺眼病病人均有眼外肌病变。有些病人仅仅有怕光、流泪不适感觉，就在 B 超检查中显示出眼外肌的肥厚。可见在发病早期，免疫反应性水肿首先发生在眼外肌。

眼外肌是管理我们眼球转动的组织，人的每只眼有 6 条眼外肌，分别负责向上、向下、向左、向右运动。正常情况下双眼六条眼外肌相互配合、协调运动，完成双眼单视功能。当某条肌肉发生改变，双

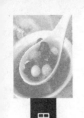
眼运动平衡失调，就会产生斜视和复视；看一个物体时，左右眼各看各的出现两个相同的物体称为复视。复视会引起病人头晕、恶心呕吐等症状。

甲状腺眼病的病理改变是免疫反应性眼眶软组织的炎症，这个炎性反应过程就是甲状腺眼病炎性浸润和水肿发生的过程，称为活动期。眼眶软组织是由眼外肌、眶脂肪、泪腺等组成，起着保护眼球的作用。当眼外肌发生炎症时就会失去它当起的作用，失去与正常肌肉之间的平衡关系，况且各条肌肉受病变程度不同，也会导致肌肉之间的失衡。而发生斜视，轻微的失衡出现复视或者双眼同时视物不清楚，喜欢闭一只眼，不伴有斜视。如果双眼多条相关肌肉病变程度均失衡时，双眼向同一方向斜视，甚至固定在对称的位置上，一点不能转动，也不会有复视。因此不能根据斜视和复视的存在与否决定病情的轻重。此时眼球运动检查是必不可少的，眼球运动需眼肌专科检查。静止期各眼外肌相继发生纤维化，失去肌肉原有的收缩和舒张功能，如绳索限制眼球转动。哪条肌肉纤维化最重就拉着眼球往哪个方向固定，一般有明确的斜视、复视和运动障碍。

甲状腺眼病的眼外肌病变特点如下：

（1）多条眼外肌受累。

（2）下直肌最早发病，故限制性下斜视多见，其次内斜视，上斜视，最少出现的是外斜视。

（3）运动受限的方向与麻痹性斜视相反。

（4）斜视和复视常用代偿头位（歪头）抵消。活动期的复视为间歇性可逆性；静止期为固定性。

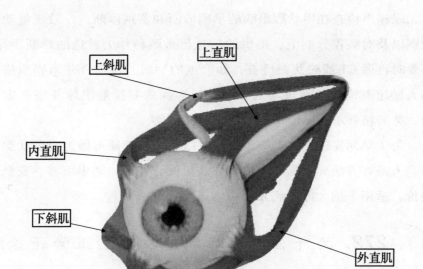

上斜肌

上直肌

内直肌

下斜肌

下直肌

外直肌

图　眼外肌示意图

271. 为什么甲状腺眼病都要做眼部超声检查？

B超检查早于临床表现：在甲状腺眼病常见的症状（眼球突出、复视、眼球运动障碍等）出现之前，眼超声检查就能提供眼外肌及眼眶内软组织的病变信息。可见超声检查在早期发现甲状腺眼病的价值上的重要，并能够量化眼外肌的炎性水肿增厚程度，因此不仅可定量动态观察病变好与坏，还能提供鉴别诊断的依据。如根据眼外肌回声的不同区别甲状腺眼病和眼外肌炎及相关性假瘤，或眶内肿瘤。发现多条眼外肌同时肥厚，尤其是垂直肌改变，为甲状腺眼病的特点。有经验的医生还能在超声检查中区别眼外肌病变是在活动期还是静止期或介于二者之间，为临床治疗手段的选择提供依据，以达到理想的疗效。

眼超声检查在甲状腺眼病的早期诊断和鉴别诊断，疗效定量动态观察以及对病程分期上，提供的信息已被眼科作为首选的诊断手段。必要时再做 CT 或磁共振检查，如严重的突眼，甚至合并角膜溃疡的病人做超声检查是有风险的，因为超声探头要接触眼球并施一定压力，务要格外小心，应采用 CT、磁共振方法。

为了早期发现，早期干预甲状腺眼病，超声还可做为对甲状腺疾病病人筛查方法。眼眶超声检查方法简便、快速、结果可靠、安全且廉价，适用于绝大部分病人。

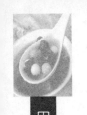 **272.** 为什么有些病人甲功化验正常还诊断甲状腺眼病呢？

在眼科就诊的突眼病人中，有一类具有典型甲状腺突眼的症状和体征：上下睑肿胀、双侧突眼，凝视征、迟落征阳性。眼眶内软组织饱满，眶压高，眼球随意运动受到限制，超声检查眼外肌肥厚。CT或磁共振检查可见到球后的组织增生，眼外肌一条或多条呈现梭形一致性肥厚，但肌腱止端是正常的。眼科医生常把这类病人介绍到内分泌专科或内科检查全身情况及甲状腺功能化验，结果常常是既无甲状腺肿大也没有周身的乏力、易怒、手颤等症状，甲状腺功能测定均在正常范围。这就是甲状腺功能正常的甲状腺眼病，叫作甲状腺功能正常的 Graves 病，又叫眼型 Graves 病，也称为 Ⅱ 型甲状腺相关性眼病。有人将甲状腺眼病根据甲功化验结果分 3 型：Ⅰ 型为甲状腺功能亢进型，Ⅱ 型为甲状腺功能正常，甲状腺功能低下为 Ⅲ 型。以往就有文献报道：43 例都有不同程度的眼型 Graves 眼病体征，其中 37 例（86%）有突眼征，80% 的病人眼球运动受到限制，37 例（86%）CT扫描有眼外肌肥大改变。但是，这 43 例眼型 Graves 病病人的 T_3、T_4 及 ^{131}I 摄碘试验均正常，TSH 有 90% 的人正常。

甲状腺功能正常为什么还叫甲状腺眼病呢？这不仅仅是因为眼部

表现与甲状腺功能异常的眼部病征酷似，近年来通过免疫功能分析发现，甲状腺眼病病人的甲状腺和眼眶组织中存在共同自身抗原，包含眼外肌，是符合自身免疫疾病的特点的。通过免疫学方法治疗如周身皮质激素的应用，大多数病人收到良好效果得到证实。另外，经多年临床追随观察部分甲功一直正常的病人数月或数年后甲功化验指标出现异常，证实了Ⅱ型甲状腺眼病病人是眼睛首先发病，免疫反应只局限在眼睛上，过一段时间之后才出现周身的甲状腺疾病表现。目前，这类病人内分泌科称为亚临床或亚临床前期的甲亢或甲减症。

甲状腺眼病Ⅱ型为什么病变只局限在眼睛上，确切的机制还不十分清楚，有人提出是由于自身免疫反应只影响到眼眶周围及球后组织，甲状腺眼病Ⅱ型和Ⅰ、Ⅲ型一样是一种器官特异性自身免疫性疾病。它的发生与甲状腺的自身免疫有关，只是发生部位的顺序不同或者只发生在眼眶。

273. 为什么要早期发现甲状腺眼病？若延误治疗会有什么后果？

甲状腺眼病虽然有部分最终不需治疗，随甲状腺疾病的好转而自愈，另一部分病人确不能自愈和自限，继续发展恶化，尤其是急性期症状非常明显，很可能发生一系列并发症，导致严重视功能损害。也有的眼病进程不典型，没有明显的活动期表现，在不知不觉中就发生了肌肉的纤维化，出现斜视，高眼压，视力明显下降，甚至失明。为预防并发症，为防盲应早期发现，及时就医，尽早治疗。那种认为眼病随甲状腺疾病的好转而好转的说法是片面不正确的，会延误眼病的治疗，会发生如下的并发症：

（1）严重的眼球突出，眼睛闭不上，黑眼球昼夜露在外面，得不到保护，会发生暴露性结膜炎和角膜炎，由角膜炎发展成角膜溃疡，穿孔后全眼球炎，发展到很难救治地步，不仅失明，难忍持续的疼痛

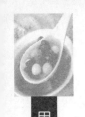

会令病人要求摘除眼球。这是最严重的并发症。若角膜炎能得到及时恰当的治疗，也会因为角膜瘢痕形成遮挡瞳仁，视力严重下降。医学技术的发展为这类病人提供了行角膜移植手术，可重新获得一定的视力。

（2）另一并发症是由于眼球长时间受压，影响血供或直接压迫视神经，导致视力和视野的损害，最终失明。

（3）眼眶内软组织持续水肿，眼球持续受压还可引起高眼压或青光眼，高眼压加重视神经的病变，使视力进一步下降。

（4）限制性斜视是发生在甲状腺眼病进入静止期的并发症，由于肌肉机械性压迫眼球阻碍血液的供应，导致视力继续下降。也是引起高眼压和青光眼的原因，青光眼是严重损害视功能的眼病，形成恶性循环。

可见甲状腺眼病既是一种损害容貌，还是一种可致盲的眼病。所以要尽早发现尽早医治。

甲状腺眼病的病程是缓慢发展的过程，从发病到视功能损害大约1年时间。病人有积极就医的意识，完全可以避免悲剧的发生。甲状腺眼病的静止和恶化时常交错出现，具有病情反复或迁延不愈的特点，治疗应该是连续过程。

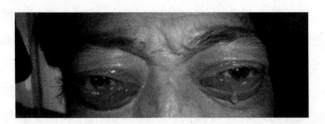

急救病人：治疗前右眼 0.05，左眼无光感，治疗不规范致反复发作，持续剧烈疼痛

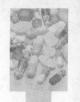

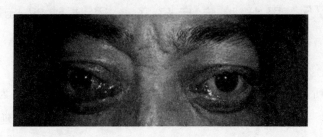

同一救治病人：激素冲击治疗第 8 天。半年后，右视力 0.4，

左眼无光感

274. 如何早期发现甲状腺眼病？为什么要到

眼科做专科检查？

要早期发现并明确诊断甲状腺眼病应注意以下几点：

（1）对已经在内分泌科确诊甲状腺疾病的病人，应及时到眼科筛查，最好到有甲状腺专科的眼科就诊，明确是否有甲状腺眼病。鉴别是活动期还是静止期。是否需要治疗还是定期观察，如何治疗。

（2）原因不明的眼睑肿、怕光流泪、眼胀、视力疲劳应该怀疑是否有甲状腺眼病的可能，尤其是没有甲亢或甲减全身症状和化验指标正常的甲状腺眼病 II 型病人（甲状腺功能正常型），要通过眼科相关专科检查和眼外肌 B 超确诊。

（3）是否存在上睑或下睑退缩、上睑迟落现象，结膜长期不明原因充血，尤其肌肉止端的血管扩张变粗或者出现复视，眼球运动受限，由眼肌专科医生鉴别以免误诊为麻痹性斜视，导致治疗不当。单侧或双侧眼球突出都应尽早到眼科就诊，鉴别病因。

（4）超声检查或筛查（B 型或 A 型超声）：眼外肌是否肥厚，眶内其他组织（泪腺眶脂肪和结缔组织等）是否有病变。甲状腺眼病超声检查的阳性发现往往要早于临床症状。

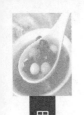

275. 甲状腺疾病好了，甲状腺眼病就好了吗？

如上所述，甲状腺眼病如果延误治疗是致盲的眼病，为什么会延误治疗呢？一方面是病人对疾病的严重性认识不足，拖延了就诊时间；另一方面医生的认识有误区，认为只要甲状腺疾病好了，甲状腺眼病也随着好了。临床上确实有一部分病人是这样的，但是到目前为止没有一个明确指标能够评估，哪些病人能好，哪些病人不能好。所以患有甲状腺疾病的病人都应到眼科进行常规筛查，以免漏诊或延误治疗。

随着甲状腺疾病发病率逐年增加的趋势，甲状腺眼病病人也在增多。应引起各级眼科的重视。作为专科诊治的病种在我国刚刚起步，很多眼科医生对甲状腺眼病认识不够，尤其基层眼科受条件限制，很多病人得不到应有及时的诊治。认为应由内科或内分泌科负责治疗，眼科只是给些外用对症眼药，贻误临床最佳治疗时机。另一方面该病与眼眶炎性假瘤极易混淆，如果没有眼眶超声及眼外肌 CT 或磁共振的检查鉴别常较困难，很易误诊。甲状腺疾病是涉及多学科的复杂疾病，需要多学科的联合治疗。

276. 甲状腺眼病能治好吗？怎么治疗？

甲状腺眼病是否需要治疗，取决于病情的程度和活动期的活动性两大因素。

现代医学研究证明甲状腺眼病是一种自身免疫性疾病，甲状腺疾病与甲状腺眼病是两个密切相关而又有区别的疾病，是全身疾病伴随的一种眼局部病变。因此眼部病变的治疗一定是在全身治疗的前提下进行的。病人应在内分泌科或内科医生的指导下全身用药控制甲状腺

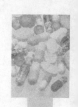

疾病的发展，同时到眼科就诊。我们将甲状腺眼病视病情分为三类：一为观察对象；二为干预治疗对象；三是救治对象。原则上按活动期和静止期选择针对性、个性化治疗。常用的方法有：

（1）活动期治疗　甲状腺眼病护理和治疗同样重要。

1）药物治疗：免疫抑制剂：针对免疫反应的病因治疗。通过抑制自身免疫反应达到消炎目的的药物，控制缓解病情。

a. 糖皮质激素类药是当前应用的首选药物。常用泼尼松（强的松）口服或注射对控制眼部急性期反应，如结膜水肿、充血、眶内软组织（包含眼外肌、泪腺、眶内筋膜和脂肪）炎性肿大均有明显效果。但用药方法和剂量起关键作用。绝大多数病人用药后症状缓解或减轻，对初发活动期病人效果显著。有的可达到立竿见影的效果。

我们对活动期病人用大剂量冲击给药方法，晨起一次顿服，持续给药，逐减剂量3个月至半年，效果理想，很少发生并发症和复发。除非甲亢或甲减又变化。值得特别注意的是，用药前严格选择激素应用适应证，除外禁忌证。一定要在医生的指导下应用，不能擅自应用或停用，以防病情反复发作，使病情复杂化和恶化。

b. 环磷酰胺或硫唑嘌呤，因其有减少白细胞的副作用，所以每周要检查血象，必要时停药或减量。对泼尼松龙口服效果不佳的病人，可以改用环孢霉素或与泼尼松联合应用，效果较好。

2）眶内放射治疗：也是一种非特异性抗炎治疗。可以减轻眶内水肿和充血，改善眼睑退缩和眼球突出及眼外肌水肿。作用效果适用轻、中度活动期病人，重度病人慎用，或采取激素和放疗联合应用。

3）中医治疗以化痰软坚或活血化瘀为原则用药，以期达到缓解症状。

（2）静止期治疗　详见后文手术部分。

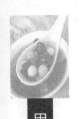

277. 甲状腺眼病能手术治疗吗？

对于某些甲状腺眼病的病人来说，手术治疗是势在必行的手段。那么什么样的眼病需要手术，做什么样的手术呢？下面介绍五种手术：

（1）眼睑缝合术　是活动期严重的眼球突出，眼睛闭不上，引起了暴露性角膜炎或角膜溃疡的病人，应及时进行这种手术，是保护眼球的措施。将上睑缘和下睑缘缝在一起，达到保护角膜的目的，留三个缝隙以便滴眼。待突眼减轻时在将缝合的地方剪开。

（2）眼眶减压术　眼球突出不停地发展称为进行性眼球突出（又称恶性突眼）。常伴有明显的结膜水肿和剧烈的眼胀痛或刺痛，眼球固定不能移动，眼眶内组织增生到极饱满状态，用手触摸时犹如石头般硬，此时常常合并视神经的病变视力急骤下降。应用保守治疗无明显效果，应该不失时机地施行眶减压术。这是减轻病人痛苦和挽救视力的有效方法。由于眶减压手术必须从鼻窦途径进行，手术时应注意勿伤视神经。有时眶减压术和眼眶缝合术同时进行。这两种手术对缓解病情行之有效。但是富有风险性。近年来，北京协和医院已用大剂量激素冲击疗法基本取代这种手术，效果肯定稳妥。

（3）斜视矫正术（眼外肌松解术）　对限制性斜视病人在甲状腺疾病全身情况良好、甲功化验正常，眼睛病变进入静止期为最佳手术时机，病情处于活动期不宜急于手术，详见下文。

（4）眼睑退缩矫正术　属美容手术。需在甲状腺功能正常，眼病病情稳定，观察不再复发可手术，放松后的上睑可以起遮盖眼球保护视力的作用，又有美容效果。

（5）角膜移植手术　当角膜的感染最终形成瘢痕，严重影响视力时，而眼球其他结构，例如眼底还是正常的情况下，施行异体角膜移植术，达到恢复视力的目的。

278. 甲状腺眼病引起的限制性斜视为什么要做手术?

每只眼有 6 条眼外肌,放射状长在眼球外面,哪条肌肉收缩,眼球就往哪个方转动。正常情况下,两只眼在大脑中枢控制下协调运动,去看同一目标,一丝一毫不差,不会把一个东西看成两个。当甲状腺眼病由活动期进入静止期后,原本水肿肥厚的眼外肌逐渐发生纤维化,使原有弹性的眼外肌变成绳索样的组织,因为纤维化最明显的肌肉的拉力最大,牵拉眼球向其他的方向偏斜,称之为限制性斜视。当眼外肌完全纤维化时,使眼球固定在牵拉的方向上丝毫不能动,称之为固定性斜视。由于双眼固定不能转动,而是通过转动头部看东西,既累又不方便,严重影响生活质量。

静止期除眼外肌纤维化,眶内及眶尖部的组织往往同时纤维化,直接压迫眼球可致眼压升高,随眼压持续升高,压迫视神经成为继发青光眼。纤维化的眼外肌牵拉和挤压眶尖部的视神经及眼血管,因持续缺血导致视神经病变而视力下降和视野缩小等视功能损害,若不及时手术终因持续缺血而失明。

眼外肌进入纤维化是没有任何保守办法恢复弹性功能,即收缩和松弛功能。只有通过手术松解肌肉的力量,达到解除对眼球和视神经的机械压迫目的,来挽回一定视力的同时获得斜视矫正的美容效果。

北京协和医院眼科在 20 世纪 90 年代就开展了对甲状腺眼病引起的限制性斜视手术的探讨,先后以两组手术病例的良好效果在中华眼科杂志发表文章。选适合眼外肌松解术若干病例手术前后对照,术后立竿见影的效果是随眼球压力的解除恢复血液供应,视力提高,眼压下降,视野扩大,因此及时对甲状腺相关眼病所致的限制性斜视行肌肉松解术是十分必要的,不仅能恢复眼球运动消除复视,解除病人痛苦,改善美容,更是眼防盲治盲的重要手段。

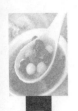

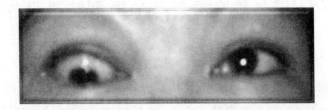

手术前原在眼位：右眼限制性下斜视继发青光眼，右眼眼压58mmHg，左眼眼压27mmHg

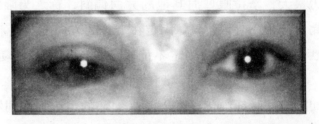

手术后第三天，原在眼位正位（右眼）已经解除限制因素，右眼眼压23mmHg，左眼眼压28mmHg

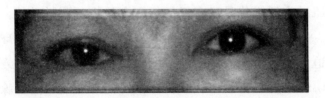

术后一年原在位的正位像恢复容貌、双眼视力均1.2，双眼压正常19mmHg

（刘玉华　苏金萍）

甲亢与皮肤病

279. 甲亢会有哪些皮肤方面的表现？

甲亢是由内分泌障碍引起的一种疾病，由于甲状腺激素的功能比较复杂，一旦发生障碍就会影响身体各种器官的功能。皮肤是人体最大的器官，和机体其他器官及组织一样，皮肤的生理及代谢活动亦受神经及内分泌系统的调节，因此，一旦内分泌系统出现故障，必然会影响皮肤，从而出现皮肤疾病。

甲亢引起皮肤病有：①胫前黏液水肿；②白癜风；③脱发；④甲状腺性杵状指和甲病变；⑤皮肤毛细血管扩张。

280. 与甲亢有关的小腿肿大（胫前黏液水肿）能治好吗？

我们首先来谈谈什么是胫前黏液水肿？甲亢病人有时会在两侧小腿前方出现皮肤肿胀性斑块，这种斑块的形成可能是由于甲亢病人体内存在一种抗甲状腺抗体，这种抗体能够使身体的局部皮肤组织内积累较正常人多出十余倍的黏蛋白，当皮肤内充满了黏液状蛋白后，该处皮肤即隆起肿大，这种肿大的斑块通常容易出现在双侧小腿前方，故称之为胫前黏液性水肿。另外，这种水肿除了小腿以外，也偶尔可以在上肢或面部出现。

胫前黏液性水肿表现为圆形或卵圆形水肿斑块，表面为淡红色或

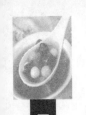

棕色，中间有扩大的毛囊口，粗糙不平，摸起来较硬，上面有一些又长又黑粗的毳毛。它不像肾炎引起的水肿，这种水肿用手指压后不会出现凹陷坑。一些较严重的病人的这种水肿性斑块可扩展到足背，被称为弥漫性胫前黏液性水肿。如果病期较长，肿块变得又厚又硬，像象皮一样厚，故称为象皮病型胫前黏液性水肿。

这种皮肤病的治疗以采用皮质激素局部注射为最好，可以用泼尼松龙或曲安西龙（去炎松）混合液加利多卡因局部注射，所用剂量可以由医师根据斑块大小和坚厚程度进行分片或交替注射，每周 1 次，4~6 次有可能促使斑块变软变薄，逐渐消退，如果不能注射也可以局部擦些药膏，可选用恩福霜或肤乐霜外擦，1 日 2 次，并用薄膜敷贴，这样药膏可以不会被衣服吸掉或抹去，因此效果也就更好。擦药同时如能配合内服泼尼松可以达到最佳效果。由于以上药物均为皮质激素制剂，有一定副作用和禁忌证，所以病人不要自己决定使用，而是要在医师的指导下进行治疗。

281. 甲亢病人的皮肤有白斑是怎么回事？

据调查甲亢病人的皮肤发生白斑的可能性为 0.62%~12.5%。白斑又叫白癜风，患白癜风的病人合并甲亢在 1.28% 以上。到目前为止二者之间的关系还未搞清楚。有人用甲状腺提取物给兔注射，可以使兔得白癜风。此外，在白癜风病人血清中除可以找到抗黑素抗体外，亦可找到抗甲状腺抗体，故认为甲亢和白癜风都是一种自身免疫性疾病，而这两种病在一个病人身上同时存在也是不少见的。另有人认为甲亢病人皮肤的氧化作用减低，因此影响了皮肤黑素的形成。

我国古代医书《诸病源候论》中描述白癜风为"面及颈项身体皮肉色变白，与肉色不同，亦不痒痛，谓之白癜"。由于白癜风处的皮肤色素完全缺失，故成乳白色；而边缘皮肤色素反见增加，形成了一个边界清楚的白斑。每个病人皮肤上的白斑的数目，大小不一，可发生于任何部位，白斑处的毛发或毳毛也呈白色。甲亢病人的白癜风多见于手掌及足跖部，为分散的白色斑片，但其他部位也可以出现。这种白斑可以在甲亢发生以前或发生以后出现。

治疗白癜风比较困难，到目前为止还没有特效药，比较有效的方法是用8-氧补骨脂素药水外擦，1日2次，擦药水后用紫外线灯照射效果会更好，也可以在阳光下晒，直到皮肤有些发热为止。补骨脂素本身不能产生黑素而是能加强紫外线对皮肤的作用。它能增强黑素细胞中的酪氨酸酶的催化作用，使还原的黑素氧化为黑素，并促使黑素在表皮细胞内扩散。目前使用的"白癜灵"或"白癜净"都是属于8-氧补骨脂素类的药水，此种药水一般外擦2~3个月就可出现疗效，可见到白斑中间出现黑素斑点，或者在边缘出现黑斑，并逐渐向中间推进，渐渐覆盖整个白斑，达到痊愈后即可停药。疗效并非每人相同，而是会受到一些因素的影响，如儿童疗效好，发生于面部及暴露部位以及病期较短的容易见效，相反，病期长，出现在非暴露部位的白癜风疗效较差。中医认为白癜风证属风血相搏，气血不和，血不养肤，可用活血祛风，疏肝理气为治则，市售白驳片、白驳丸等均可服用。

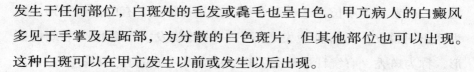

282. 甲亢病人会脱发吗？

我们有时可以看到甲亢病人的头发会脱落，变得稀疏，这到底是什么原因呢？首先我们要了解脱发有两种情况，一种叫生理性脱发，这是一种新陈代谢现象，据计算人的头发大约为10万根，而每根头发从生长到脱落平均为4年，4年以后就会自然脱落，但这种自然脱发是缓慢而逐渐进行的，计算起来，每天脱落40~80根头发是属于正常范围。由于头发在脱落的同时又有相应数量的新发生长，因此总的头发数量仍维持不变，所以当我们每天梳头时发现有几十根头发脱落也不必紧张；另一种叫病理性脱发，这时脱落的头发多，而长出的新

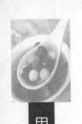

发少，或者根本不长，这样下来头发会变得稀疏，有的甚至秃顶，称为休止期脱发；另一种脱发是一片一片的脱发，常常是圆形或椭圆形，称为斑秃，有统计患斑秃的病人中合并甲亢的有2.8%左右。

引起病理性脱发的原因较多，包括遗传因素，内分泌紊乱，多种慢性病如结核、伤寒、系统性红斑狼疮和皮肌炎等。有的癌症病人用了抗癌药物治疗也会引起大量脱发。

甲亢病人的脱发是内分泌紊乱所致，临床上不多见，发生脱发的病变过程也和甲状腺的抗体有关，甲亢病人的头发可以因此而受到损伤，头发会过早老化、过早进入脱落期而缓慢脱落。

治疗甲亢病人的休止期脱发关键在于去除脱发的原因，也就是抓紧治疗甲亢本身，如果甲亢病得到控制，头发就会重新长出来的，因为病人头皮的毛囊没有完全破坏。口服胱氨酸，维生素E以及中药六味地黄丸等也有利于头发的复生。对斑秃病人除上述治疗外，还可以局部注射泼尼松龙混2%利多卡因各1毫升混合液，在秃发区内分点注射，每点注射0.1毫升，每周注射1次，共3~4次，可促使新发逐渐生长。

283. 甲状腺性杵状指和甲病变是怎么回事？

我们现在来谈谈杵状指。有一些过去或现在患甲亢的病人的手指及足趾的顶端会变粗变大，末端的指、趾不变粗，因此，看起来像杵状，所以叫作甲状腺性杵状指，指、趾头粗大的原因是由于该处的指、趾骨的骨膜增生变粗，其周围的皮肤软组织肿胀、增厚而形成的，病人会感到该处的手指及足趾僵硬，并有发热、疼痛感。

甲亢病人会引起甲病变，但同样的甲病亦可由其他病引起，因此，甲病的原因是很复杂的，甲亢仅是甲病的原因之一。

（1）反甲甲亢病人的指或趾甲常会出现甲板变薄，中间轻度凹陷，四周微隆起，形状如匙，故称匙状甲，又称反甲，除甲亢外，其

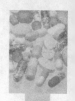

他疾病如缺铁性贫血，长期接触碱性物质及矿物油类者也可以引起匙状甲。

（2）甲剥离又称甲分离症，即甲板与甲床自动脱落，可是一个或多个甲脱落，一般不超过甲板的一半，甲板先从甲端开始与甲床脱离，由于分离部分进入空气，故甲板常呈白色，有时会疼痛，尤其是留长指甲的女士，应注意避免外伤或感染。

（3）甲萎缩分为先天性甲萎缩（又称甲发育不良）和后天性甲萎缩，表现为一个或多个甲停止生长，变薄，变短，最后出现萎缩，有时可使甲脱落。

上述甲病难以治疗，首先是去除病因，如由于甲亢引起，则应积极治疗甲亢，保护指甲使其不受外伤，防止真菌或细菌感染，可试服维生素 A、维生素 D，复合维生素 B，以及胱氨酸等。

284. 甲亢病人出现掌红斑是什么原因？

甲亢病人由于有血管功能紊乱，皮肤的毛细血管扩张，多汗，所以面部常表现为潮红，手、足多汗，手掌出现红斑，叫掌红斑。

以上的皮肤及指甲症状，当甲亢病好转以后，都会有不同程度的好转，因此最重要的是早期发现及早期治疗甲亢，就可以避免或治好这些皮肤病。

（王定邦）

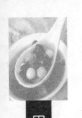
十二

甲亢与放射治疗

285. 甲亢眼病在什么情况下适合放射治疗?

甲亢眼病是眼眶组织的一种炎性浸润性疾病,从病理学上讲,眼眶内的病变早期为炎性改变。主要是眼球后及周围软组织水肿、眼肌肥大、有淋巴细胞浸润。放射治疗的机制主要是小剂量非特异性抗炎作用,主要通过射线对淋巴细胞的杀灭而起作用。若炎性病变进展,后期就会形成纤维组织。人们已知淋巴细胞对射线比较敏感,而纤维组织对射线敏感性差。由此可见,患此病以后应在没有形成纤维化就开始放疗,才能达到良好的效果。据不完全统计,发病在 3 个月以内的,放疗有效率达 90%左右,而 3 个月以上则有效率降为 80%左右;也有人统计,发病 6 个月以内的,放疗失败率达 20%,而 6 个月以上的则失败率达 60%。这与病情轻重及发展情况有关,但一般认为只要发病少于一年的,大部分对放疗反应较好,所以,病情轻者不必急于用放射治疗。

早年很多医生,尤以内分泌专科医生愿用皮质激素治疗甲亢眼病,认为口服皮质激素比放疗效果来得快。口服皮质激素一般在 1~2 周内即可见效,而放疗则需 4~6 周,甚至更长时间才能见效。在没有放疗设备的医院就只能采用皮质激素治疗,但若皮质激素治疗 2~3 个月还没有任何临床症状的改进,就应考虑改用其他方法,包括放射治疗,以免延误。总之,放射治疗可单独用于治疗甲亢眼病,也可在使用皮质激素治疗失败或因某种原因不能使用皮质激素治疗时应用,亦可与激素合并治疗。因突眼严重而行眼眶减压手术后的病人，都应考虑选择放疗。应当注意的是眼部放疗要求技术高而精确，否则一旦引起放射损伤是难以补救的，因此应当去有经验的医院救治。

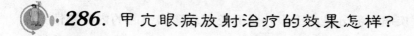

286. 甲亢眼病放射治疗的效果怎样？

由于本病病因还不十分明了，故所采用的各种治疗方法都很难完全达到根治的效果。目前治疗甲亢眼病常用的几种方法是口服大剂量皮质激素、放射治疗、手术减压和使用免疫抑制剂等。早年所采用的皮质激素治疗，对部分病人虽然疗效较快，但易复发，尤其在使用药量较小时，疗效差。另外，长期使用皮质激素还会引起一些副作用。

早在 1936 年国际上就已有报道采用放射治疗方法治疗甲亢眼病，那时一般使用常压 X 线治疗机，后来使用钴-60 治疗机，但是它们的射线能量都低，射线边缘能量又不均匀，加上没有精确的定位技术，所以不但疗效差，而且治疗后可能引起一些副作用。到了 20 世纪 80 年代，医用直线加速器的使用，照射技术的不断改进和定位精确性的提高，使得甲亢眼病放疗的疗效得以提高，副作用明显减少。近年来应用三维适形放疗技术，能更加精确实施球后照射，不会引起明显的并发症。

放射治疗（放疗）能有效地改进甲亢眼病的症状和体征，特别对结合膜水肿、眼眶周围软组织肿胀等症状疗效更为明显。据统计，放疗对消除这些软组织肿胀的疗效可达 90%，尤其急性期的疗效更好，眼球回缩在 60% 左右。有时在放疗刚结束时，眼球的突出度就明显得到改进，但有的在放疗结束后 2～6 个月才逐渐回缩。放疗对眼球运动障碍、复视和视力下降的疗效并不显著，约为 40%。

过去很多医生主张甲亢眼病应在甲亢控制后再进行放疗，效果较好。但现在认为应争取时间及早治疗，故甲亢未控制亦可放疗。据统计，疗效无显著区别。

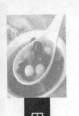

287. 采用放射治疗方法前应做哪些临床检查？

眼眶疾病大部分是由于眼外肌的炎症或渗出引起的内分泌性突眼症，但还有很多其他原因可以引起突眼症状，如眶内炎性假瘤、眼眶内原发肿瘤或继发性转移肿瘤等。因此在采用放射治疗方法以前，必须有内分泌科（包括甲亢是否存在或治疗后好转等）及眼科（包括视力、眼球突出度及角膜、晶体情况等）检查，以及眼部超声波检查，必要时进行 CT 或 MRI 检查。以上检查一方面为明确诊断，另一方面也为观察疗效。

288. 放射治疗甲亢眼病使用何种设备？

甲亢眼病的治疗，早年使用常压深部 X 线机，现已淘汰，钴-60 治疗机现亦很少使用，电子直线加速器为最常使用的放疗设备。

20 世纪 60 年代以前我国使用常压深部 X 线机治疗这种病。但是这种 X 线机的缺点是深度量低，照射部位的皮肤反应大，现在已基本不再使用。

20 世纪 60 年代初我国逐渐开始在少数医院使用钴-60 机，与一般 X 线机相比，钴-60 机不但经济耐用，而且由于它的射线能量较高、穿透力较强，因此皮肤反应相对较小。甲亢眼病放疗技术要求较高。为保护角膜及眼球内的晶状体，照射野要求非常精确，边缘射线量又应尽量减少，钴-60 机的半影比较大，也就是说照射野边缘以外的射线量仍不小，所以对治疗这种病不太适宜。

近年来，国内外大多使用 5~10MV 直线加速器治疗甲亢眼病。虽然直线加速器价格较贵，但是它的深度量可以选择，主要半影比较小，新型的直线加速器，还可采用一些先进技术（如非对称野照射，

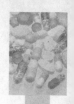

多叶光栅或挡铅块等），能更好地避免照射眼晶体、角膜、骨及脑部，用它治疗甲亢眼病不但皮肤反应明显减小，对眼睛的保护更为理想，还减少了远期并发症，故直线加速器是甲亢眼病放疗的首选设备。

眼眶附近进行放射治疗时，为了避免眼角膜、晶体等受不必要的照射，要求定位、摆位技术较高。在治疗前首先要用模拟机定位，病人一般采取仰卧位，亦可采用侧卧。为了保证每次照射摆位更准确，可用面网固定头部。两眼突出程度不等时，必要时，可利用治疗计划系统，由计算机算出并安排更合理的照射野倾斜角度和剂量分布等。最好应用 CT 模拟定位，进行三维适形治疗计划设计。

289. 甲亢突眼进行放疗时如何安排照射野及剂量？甲亢伴有单眼突出可以放疗吗？

过去甲亢眼病放疗使用的放射野照射面积较大，包括眼球后和垂体区，多年的实践证明照射野是否包括垂体，其疗效没有什么区别，所以现在一般都采用小野，只照射球后区。因为甲亢眼病为良性病，所以照射时应考虑晚期损伤问题，照射剂量视病情一般给予 18～20Gy，2 周完成；病情比较轻的，可以采用 9～15Gy，2 周完成，但这种低剂量疗效不十分令人满意。现在设备性能较过去先进，局部反应轻，所以除了病情特别轻的病人，一般不采用上述较低剂量。

确实明确诊断是甲亢伴单眼突出的，也可以进行放疗，但常常一侧眼照射后病情好转，另一侧眼又出现突出，可采用照射双眼。单眼照射的病人，一般病情较轻，照射剂量当然可以略微减少，但应注意要按单眼来计算剂量。

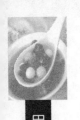

290. 放射治疗甲亢眼病1个疗程需多少时间？治疗时有何注意事项？治疗中和治疗后有何不良反应？

放射治疗甲亢眼病一般采用两侧野照射，一周照射5次。总治疗时间为2周，总剂量为18~20Gy。若病情很轻也可以考虑在两周内用9~15Gy。放疗前应查白细胞及血小板，分别应不低于$4×10^9/L$和$100×10^9/L$。若略低于此范围，治疗时应慎重，密切观察，并给予升血药。在常规治疗过程中，每周应查白细胞和血小板1次。而且要注意保护照射野内的皮肤，在照射时期不要洗和抓，并防止日光直接暴晒。

治疗中及治疗后的短期内所见的并发症：少数病人可能有轻微头痛、皮肤发红、暂时性流泪增加和结膜充血等，这些症状很快能好转。过去用照射野较大时，偶可出现中耳炎，现在已不用如此大的照射野。使用常压X线治疗机，而且照射野比较大时可能发生耳前的毛发脱落，自从使用加速器以来，使用照射野较小，上述反应已极少见。

晚期并发症更少见，偶尔有视网膜、视神经萎缩及放射性白内障，分析其原因，如年龄、糖尿病，或由于剂量超过35Gy、分次剂量较高或照射野设计不合理时才会发生这些并发症。合理的剂量即每次2Gy，总量18~20Gy，定位摆位准确，一般是不会引起晚期并发症的。

有人认为眼眶照射多年后有局部发生恶性肿瘤的危险，但从文献中未见有正式的病例报道。

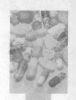

291. 放疗后有何注意事项？

放疗结束后两周内仍应注意保护照射区皮肤，不要暴晒、搔抓等。要定期在放疗科及眼科复查，一般第一次复查在治疗结束后 1~3 个月，以后根据病情可半年复查 1 次。

292. 甲亢眼病进行放疗时还能使用其他治疗眼病的药物吗？有何禁忌证？

甲亢眼病进行放射治疗时，一般不需再用其他药物治疗眼病，但有的人认为口服皮质激素合并放疗效果更好，尤其对突眼较重的病人，为避免开始照射时因充血加重反应，可使用少量皮质激素，在病情好转后则不需继续服用，逐渐将皮质激素撤掉。但如有突眼严重、眼睑不能闭合，还应配合眼科处理。要注意保护角膜，可加用一些消炎药膏及药水。另外为了保护照射部位的皮肤，可以在照射皮肤处涂用一些薄荷淀粉外用药。

放疗禁忌证：主要应注意过去的治疗病史，譬如以前是否接受过眼眶或其附近区域的放射治疗，若有此种病史，一般不宜再行放疗。如因有某些疾病，不能保持有效的固定体位的病人，也不宜进行放疗，因为此种照射要求摆位精确度非常高，病人稍有移动，不但影响疗效，还会照射到角膜和晶体，造成损伤。有严重糖尿病合并视网膜病变的病人也不宜进行放疗。另外放疗前要检查血象，放疗期间也要注意白细胞和血小板情况，过低者要慎重对待，采取必要的措施。

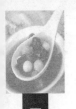

293. 甲亢眼病放疗后会不会复发？复发后能否进行第二个疗程放疗？

甲亢眼病放疗后复发率在3%～10%。复发多发生在治疗后3～7个月，也有长达4年者。

复发后能否进行第二个疗程放疗目前没有明确结论。考虑到良性病的辐射远期效应等问题，一般情况下半年内不主张进行第二个疗程放疗。

294. 甲亢眼病放疗后能不能再用其他治疗方法？

甲亢眼病的疗效主要表现在对软组织症状的改善上。所谓软组织症状包括结膜充血、水肿、流泪和疼痛以及眼周软组织肿胀等。对这些征象，放疗的有效率在80%左右，但是眼肌病变引起的复视、眼球活动受限以及眼球突出等症状对放疗的反应并不灵敏，有效率只在50%～60%。有的病人症状改进得比较缓慢。一般在放疗的第二周出现症状和体征的改进，但有的可在3～5个月时才出现好转。有相当数量的病人经过治疗后病情虽然在一定时间内稳定，但还需做一次矫正手术，修复残留的畸形，例如复视或较严重的突眼。因为放疗疗效出现缓慢，所以应该多等一段时间来观察疗效和考虑是否手术，不要性急，不要仓促行事。这段时间大约需要8个月。

总之，放疗对甲亢眼病的疗效是比较好的，以往曾经长期使用皮质激素治疗的病人，采用放疗后即可停止服用皮质激素。用药时间久的，应逐步缓慢减药、停药。若放疗无效，仍可再使用皮质激素治疗。

（周觉初　张福泉）

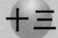

十三

甲亢与护理

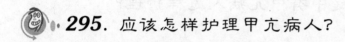

295. 应该怎样护理甲亢病人？

（1）甲亢病人往往表现为性格急躁、易激动、怕热、多汗、体重下降。应给病人安排的房间阳光柔和、通风好，避免阳光直射到床位。病人身边的亲友和医护人员应根据病人情况在与病人闲谈中引导病人增强战胜疾病的信心。对于出汗较多的病人，应指导和协助病人做好个人卫生，鼓励病人勤洗澡、更换衣服。告知病人患病后应多休息、少活动。

（2）甲亢病人在饮食上每日总热量可比正常人多，同时应选择高热量、高蛋白质、高维生素、容易消化的食物，如果正常人每天摄入热量为 2000~2500 卡，则甲亢病人每天应摄入 3000~3500 卡热量。病人可以多喝水，但切忌饮用咖啡、浓茶等刺激性饮料。

（3）做好病情监测，包括治疗前测体重、心率、体温、大便次数，治疗后每 1~2 周量 1 次体重，每日 4 次定时数脉搏数，每次数 1 分钟，每日固定时间测量体温，记录每日大便次数，以便观察治疗效果和监测病情。

（4）甲亢病人在家用药要做好药品检查，看药品服用是否正确（包括药品名、药品化学名、剂量、浓度、服药时间、药品有效期）。住院期间更要做好用药安全，严格三查七对。要求护士送药到口，更应该按时服药。如果用的是丙基硫氧嘧啶，在开始治疗时，为了做到 24 小时均匀给药，以保持血中药物的浓度，每日服 3 次药，做到准时

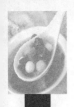

给药，时间分别为早上 6 点、下午 2 点和晚上 10 点；每日服 2 次，给药时间为早上 8 点及晚上 8 点。

（5）在药物治疗的过程中，一定要注意服药后是否出现皮疹、咽痛、发热、右上腹部疼痛、白细胞减少等药物不良反应，如发现有以上情况，要及时去找医生，及时遵医嘱处理。

296. 家庭中有甲亢病人怎样护理？

家中成员对病人应予以理解和关心，让病人感到家庭温暖，使情绪保持稳定。病人体内甲状腺激素水平较高可引起性格改变，情绪不稳定、烦躁，易发脾气，易激惹，家人要理解，更应该多关心病人，使病人增强战胜疾病的信心。

尽量创造较好的养病的家庭环境，如减少喧闹，减少热闹聚会等，使病人在病情未平稳之前能得到充分的休息。在生活中多谦让病人，尽可能给以方便，少使病人情绪激动。病人如是学生，有出现上课精神不集中、多动、学习成绩下降，这时应告知老师孩子的病情，取得学校的理解和配合。老师应与家长联系，及时治疗。患病轻者大都可以继续上课，只需暂停体育活动。病人在考试期间，要特别注意观察情绪改变、脉搏次数等，以便及时发现病情的变化。

保证病人有充足的营养、进容易消化的饮食，不喝咖啡、浓茶等有刺激的饮料。

提醒病人坚持按时服药、定期到医院复诊，遵医嘱复查肝功、血象等。

观察治疗后病人每天的进食量及大便次数。若进食量减少，大便次数也减少，则说明病情控制得比较满意。定时给病人称体重。每天可给病人数静息状态时的脉搏，如每分钟在 80 次左右，说明病情控制平稳，如每分钟在 100 次左右，说明控制得欠佳。

如发现病人发热、腹泻、出汗过多，尽早到医院就诊。在药物治

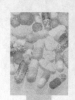

疗过程中，不仅要让甲亢病人注意生活有规律、精神放松、不过于劳累，还应尽可能少用或忌用烟、酒和咖啡这类对身体有兴奋作用的饮品。

297. 对甲亢危象病人怎样护理？

甲亢病人遇有感染、手术等应激状态，或一时受到外界精神刺激，情绪过于激动，就会使甲状腺激素在体内分泌进一步增多，病情急剧加重，发生甲亢危象。甲亢危象是内科危象重症之一，发病率约为0.8%，任何年龄均可发生，但以成年女性多发。伴有一个或多个器官的功能衰竭，如不及时治疗、抢救护理，就会危及生命，主要表现有高热、心动过速或心律失常，左心衰、烦躁不安、昏迷，有时伴恶心、呕吐、腹泻、黄疸、精神改变等。

甲亢危象的判断：皮肤苍白和脱水。高热，体温高达39℃以上是甲亢危象的特征表现，是与重症甲亢的重要鉴别点。使用一般解热措施无效；脉压明显增大，心率显著增快，超过160次／分钟。病人出现各种快速心律失常；食欲差，恶心、呕吐频繁、腹痛、腹泻明显；精神神经障碍、焦虑、烦躁、精神变态、嗜睡，甚至昏迷。

出现甲亢危象时护理上要注意：

（1）安排病人住在单间病房以利于抢救。房间的光线要比较暗，保持空气流通，室内温度控制在24~26℃。

（2）说话态度要和蔼，安抚病人情绪，消除病人恐惧感，解除病人顾虑，使其尽可能配合治疗。

（3）绝对卧床进行治疗。

（4）病人出汗较多，同时伴有呕吐和腹泻，要充分补充水分，保持电解质平衡，可鼓励病人喝水，但切忌浓茶、咖啡等刺激性饮料。

（5）每日最少固定监测脉搏4次／日，每2小时测1次血压，密切观察体温、脉搏、呼吸等生命体征，一切护理要集中进行，限制探视，避免探视人员过多影响休息和治疗。

（6）在用复方碘溶液治疗时，剂量严格按医嘱执行，复方碘溶液可能对血管有刺激，故浓度不能过高，静脉点滴速度要慢、均匀，输液瓶要用黑纸包上，用避光输液器，以避免光线对药物产生作用而影响疗效。

（7）准确记录每天的出入量。

（8）注意皮肤护理，勤换衣服，保持皮肤清洁、干燥，定时协助翻身，避免发生压疮。

（9）昏迷病人安好床挡，避免病人躁动时发生坠床，同时要安鼻饲管以保持入量，要放置导尿管准确记录出量，注意口腔和皮肤清洁，定时翻身以避免发生压疮，高热时要采取物理降温。

（10）遵医嘱给病人吸氧。同时要积极配合医生，消除诱因，并及时准确地给以抗生素的治疗。

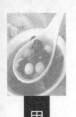 **298.** 甲亢病人在行手术切除甲状腺前后如何进行护理？

不少甲亢病人采取手术治疗，这里着重介绍手术前与手术后的护理。

手术前的准备及护理：因甲状腺腺体肿大，血流量丰富，大量的甲状腺激素使机体代谢增加，各个系统功能紊乱，在手术前必须用抗甲状腺药物抑制甲状腺激素的合成，以降低血中甲状腺激素浓度，使甲亢症状得到控制。在手术前 2~3 周开始服用碘制剂（卢戈液），使腺体缩小变硬，减少血流量，以利于手术顺利进行。在护理方面要注意：

（1）让病人有充分接受手术的思想准备，消除畏惧心理，主动配合手术治疗。

（2）遵医生嘱咐按时让病人服药，使病情得到满意的控制。

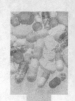

（3）手术前 2~3 周开始服用碘制剂（一般是复方碘溶液即卢戈氏液）。因碘制剂对黏膜有刺激，不能直接吞饮，所以可把药水滴在馒头或饼干中间，让病人吞下，这样既减少不舒服的感觉，又能保证达到治疗目的。

（4）手术前饮食应以高热量、高蛋白、高维生素、适量脂肪和钠盐摄入为原则，少用辛辣刺激性佐料食物，食物应软易于消化，富有营养；不要多食高碘食物，比如，海带、紫菜、海蜇、海苔以及藻类食物等，防止甲亢控制不良。不吸烟、不喝酒、不饮浓茶和咖啡。

（5）每日测脉搏 4 次，每次测 1 分钟，如病人为房颤心率，则需要双人配合测量脉搏。

手术后的护理：

（1）让病人采取半坐卧位，不宜躺平。

（2）术后每日测 3 次体温、测 4 次脉搏，脉搏每次要测 1 分钟。观察是否有甲亢病情的突然加重，如情况有改变，要及时与医生联系，做相应的处理。

（3）手术 6 小时后无呕吐，可开始进冷流饮食，但要注意是否有呛咳现象出现，如果顺利可逐渐改为高热量的半流饮食，保证病人的营养和入量。

（4）要注意固定好病人的引流管，防止脱出，准确记录每天的引流量。

（5）严密观察手术切口上敷料的出血情况，如发现有出血或呼吸困难，速与医生联系处理。在床旁准备好气管切开包、氧气、吸引器等，以备急需时使用。

（6）如病人出现甲亢危象，可按危象护理处理。

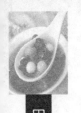

299. 甲亢病人在做放射性碘治疗前后怎样进行护理？

（1）^{131}I放射治疗前的护理　若决定对病人采用^{131}I放射治疗，必须先做甲状腺^{131}I摄取试验，了解病人甲状腺摄取^{131}I的情况，若摄取得多，药在体内停留时间够长，才好进行治疗。

在做^{131}I摄取试验前2~4周忌食含碘食物，如海带、紫菜、海里产的鱼虾类，并向病人说清楚放射性碘治疗是一种安全、有效的治疗方法，尽量使病人情绪稳定、放心。

（2）服^{131}I放射治疗后的护理　放射性碘主要作用于甲状腺，使甲状腺组织在放射性物质的影响下逐步受到破坏，以减少甲状腺激素的分泌。但病人多在服^{131}I 1个月以后症状才开始减轻，3个月后才明显缓解。为了使^{131}I治疗效果更好，要注意：

服^{131}I应尽量吞尽，不吐痰，2个小时后方能进食，可饮水，6个小时内会晕车呕吐暂不乘车，以防呕吐造成药量不足，影响疗效。服药当天应多饮水，以利未被吸收的^{131}I排出体外。

若心率快可以服用普萘洛尔（心得安），药量要由医生决定。

（3）病人的尿液要进行处理，因服入的^{131}I有80%作用在甲状腺，有20%由肾脏排出。为了不污染环境，病人服^{131}I后在24小时内要把所有的尿液都收集在瓶内集中处理。

（4）加强营养，选择高热量、优质蛋白、高维生素的易消化饮食。多食用新鲜蔬菜、水果、豆类、奶类、鸭、精肉、蛋等，适当限制脂肪。禁用咖啡、茶叶等刺激性的饮料，以免加重精神症状。做甲状腺^{131}I治疗后1个月要低碘饮食。其中包括含碘丰富的海带、海蜇、苔菜、发菜、海鱼等。食用无碘盐炒菜。保泰松、肾上腺皮质激素、利血平、溴丙胺太林（普鲁本辛）、利尿剂等，应停用1周再做检查。皮肤消毒禁用碘酒、碘伏等碘制剂。因病人出汗较多，要多饮水，以补充丢失的水分。

（5）¹³¹I属放射性药品，因颈部甲状腺区放射量较大，故1个月内不要近距离接触他人，特别是婴幼儿。禁止揉压甲状腺。

（6）女病人服¹³¹I后6个月内避免怀孕。服¹³¹I后应注意休息，尤其2周内应避免激烈运动和劳累，须保持情绪稳定，预防感冒，避免病情加重，降低疗效或发生甲亢危象。若感冒发热、腹泻应及时到当地医院治疗。个别病人出现头晕、乏力、恶心、呕吐或皮肤瘙痒及皮疹一般无需处理，重者可对症处理。

（7）嘱病人随时与医院保持联系，感觉有明显不适应的应及时来医院检查。

（8）嘱病人于¹³¹I核素治疗后3个月必须返院复查，确认治愈后每年复查1次。

300. 甲亢病人在服用抗甲状腺药物时白细胞明显减少，护理方面应怎么办？

甲亢的药物治疗常采用他巴唑或丙基硫氧嘧啶。服这类药的甲亢病人有少数人白细胞明显减少。如白细胞减少到 $3 \times 10^9/L$，分类少于50%，则要考虑停药或改换抗甲状腺药的品种；若白细胞为 $2 \times 10^9/L$ 时，则要立刻与医生联系停药，并采取保护隔离措施：

（1）采取保护性隔离，避免交叉感染是首先和必要的措施。具体措施：①限制亲友探视，置病人于单人间；②病人戴口罩保持病房的清洁，开窗通风1日2次，每次30分钟；③护理过程中严格执行无菌操作，加强无菌观念；④注意个人卫生，做好口腔、会阴护理；⑤每日监测体温变化，每日测4次体温，出现高热及时给予物理及药物降温；⑥遵医嘱给抗生素及升白细胞药物治疗，使病人认识到保护性隔离的重要性，保证在住院期间无交叉感染发生。

（2）药物治疗的教育与指导　病人因使用他巴唑，出现严重的粒细胞缺乏，通过评估了解到病人缺乏相关用药知识，向病人说明他巴唑一个重要的副作用就是可引起白细胞减少，粒细胞缺乏。

（3）在药物使用过程中应定期复查血常规，复查时间应在治疗后第1个月，每周2次。第2个月2周1次，以后每月复查1次。在治疗过程中应注意预防感冒，如有高热、咽痛应及时就诊。

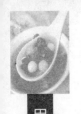 **301.** 新生儿甲亢怎样进行护理？

新生儿甲亢的症状表现为不安静、爱哭，睡眠时间少，眼睛睁得大大的，甚至有眼球突出，手脚有轻微抖动，出汗多，吃得多，大便次数多，体重增加慢，稍有外界一些刺激便哭闹不止，新生儿黄疸期延长。目前甲亢妇女发病数在增多，新生儿甲亢也会增加，因此必须引起注意。一般新生儿甲亢1~3个月症状便逐渐缓解，只有个别患儿由于遗传因素，本身产生甲状腺刺激抗体而成为真正的甲亢患儿。新生儿甲亢大多是住在医院里观察的。新生儿甲亢的护理有：

（1）甲亢新生儿多数易激惹，睡眠较少，哭闹。对此，保持周围环境安静，给予单人病房，避免嘈杂，放松婴儿情绪，保证充足的睡眠时间。病房内温湿度适宜。

（2）勤换尿布，每次大便后用湿纸巾擦干净，并擦护臀霜，防止臀红及尿路感染。每日用温水洗澡，尤其是皮肤皱褶处：如颈下、腋下、腹股沟等处要擦洗干净。为防止长期卧床导致压疮，做到床铺平整，每1~2个小时为患儿更换1次体位。

（3）甲亢新生儿多表现为双眼球突出，瞬目运动减少，睡眠时轻度露睛。容易导致眼球干燥、受伤和发生角膜溃疡的危险。为避免上述问题，每日晨起为患儿沐浴后点泰利必妥眼药水，日间用湿盐水纱布覆盖双眼，并根据情况适当涂抹金霉素眼膏。

（4）产妇服用的抗甲状腺药物可以通过乳汁，从而影响婴儿的甲状腺功能，所以甲亢新生儿一般主张人工喂养。有文献报道，母亲服用他巴唑剂量<20mg/d 或丙基硫氧嘧啶<750mg/d 时，母乳喂养对婴儿生长发育和智力没有影响。为了满足患儿高代谢状态，要给予足够的奶量。为患儿常备一瓶奶或糖水，饥饿哭闹时及时喂养。吃奶速度不能过快，以免发生呛咳。喂奶后轻轻拍背，以免发生反流和呕吐。

（5）新生儿甲亢轻者不需治疗，重者可用抗甲状腺药物治疗，可选用他巴唑或丙基硫氧嘧啶。新生儿出生后体内的 TRAb 逐渐被分解、代谢，需用 20 周左右，药物治疗一般为 3~4 个月，当体内 TRAb 被清除后，可以停止抗甲状腺药物治疗。要保证用药时间和剂量的准确。将药物碾碎溶于温水中，尽快给患儿口服。用药期间要监测药物的不良反应：白细胞减少、皮疹、发热、血小板减少、肝功能异常等。

（6）甲亢新生儿多心率增快，为了避免心力衰竭的发生，要降低新生儿的心率，尽量减少对患儿的刺激，做到各项护理操作集中进行，动作小心轻柔，并选择婴儿清醒时段。当患儿哭闹、烦躁导致心率过快时，遵医嘱适当给予镇静剂。

302. 甲亢病人同时有严重突眼采用放射治疗时怎样进行护理？

甲亢由于严重突眼而出现视物不清、复视等视力障碍，不仅给病人生活上带来许多不便，还使病人心理上产生不少压力。在进行放射治疗时，护理方面应注意：

突眼的病人由于疾病导致眼睑后缩、眼裂增大、瞬目减少、睡眠时上、下眼睑不能闭合遮盖眼球，使角膜暴露，易受尘土细菌等侵袭。护理的原则就是要保护角膜，以免发生感染、溃疡。病人睡眠时给予高枕卧位，以减少眼部水肿。浸润性突眼病人应注意眼部休息，少看书，少看电视。外出时，戴黑色或茶色眼镜避免强光和灰尘刺激，滴眼药水，防止感染。眼睑不能闭合者戴眼罩或用无菌纱布覆

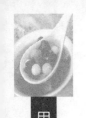
盖。对有复视者可戴单侧眼罩以减轻症状。平时眼睛勿向上凝视，以免加剧眼球突出和诱发斜视。每日可适量做眼球活动，以锻炼眼肌，改善眼肌功能，定期进行角膜检查，以防角膜溃疡或失明。对于突眼严重的病人，必要时需做上下眼睑缝合（常为一侧缝合），这时护理要注意以下几点：

（1）病人因眼球突出视力受到影响，已行眼睑缝合的住院病人生活和行动就更不方便，需要多安慰、体贴和鼓励，使其增强战胜疾病的信心。

（2）病人视力不好，生活上要多给予照顾，如果在医院，夜间将呼叫器放于病人枕旁，并在床旁放好便器，以避免病人下地时发生摔倒。

（3）眼睑缝合后分泌物较多，护理人员每天要有 2～3 次为病人用棉签、生理盐水清洗眼睛，盖眼睛的纱布要每天更换，保持清洁，避免感染。对病情较重、控制不稳定或年老、食欲不好的病人每天要记录出入量，供医疗参考。对出院和即将出院的病人，要给以出院指导，如：饮食要安排好，生活要尽量规律，不要过于劳累，按出院时的医嘱坚持按时服药，定期追查白细胞，定期门诊复查，若遇有发热、腹泻或因用药而出现乏力、怕冷、嗜睡、食欲不振、大便干燥、水肿等应速到医院就医。

（4）精神上给予安慰，多给病人关心、体贴、鼓励，使病人增强治病的信心。

（5）生活上多给予照顾，嘱咐病人少活动、多休息，病人离开床下地活动时要有人陪伴，避免摔倒，尤其下楼梯时更需要照顾、帮助，床旁可给病人留便盆备用，把呼叫器、床头灯的开关放到病人容易碰到的位置，并告诉病人。

（6）给予高热量、高蛋白质、高维生素饮食。有些病人在放射治疗后有干燥感觉，要鼓励他们适当多饮些水，但要切忌喝浓茶、咖啡等刺激性饮料。

（7）让病人在放射治疗时把眼睛盖好，避免放射线伤害眼睛，平时可戴遮光眼镜或罩上眼罩。

（8）由于眼球突出易被尘土侵袭，分泌物多，每天要用棉签、生理盐水清洗眼睛两次，保持清洁，定时滴眼药水，夜间可盖上凡士林油纱。

（9）让病人睡高枕头，以减少眼球后的水肿。

303. 甲亢女病人需做人工流产，在手术前后怎样进行护理？

甲亢女病人在甲亢症状控制不满意或在服药期间一般都不适宜怀孕。人工流产前后护理注意事项如下：

人工流产前的护理：

（1）首先做好解释　让病人进一步了解甲亢症状控制不满意时，妊娠对孕妇不利，会使甲亢病情加重；另外，服用抗甲状腺药物有可能对胎儿产生不利影响，让孕妇在理解并愿意的情况下接受人工流产手术。

（2）观察孕妇的脉搏　需注意的是在人工流产手术前一定要使甲亢病情稳定，必要时抗甲状腺药物应适当加量，控制好病情，再行人工流产手术，因人工流产手术本身也是应激因素，会加重甲亢病情。

人工流产后的护理：

（1）病人需卧床休息 10~14 天。若甲亢症状加重，可按内分泌专科医生吩咐继续休息。

（2）注意人工流产后阴道的血量情况，是否有异味，是否有发热，如发现有，要及时到医院就诊，采取措施。

（3）给予高热量、高蛋白质、高维生素、容易消化的饮食。

（4）观察脉搏及甲亢症状，如没有加重的表现，才可下地活动，术后仍要严格按时服用抗甲状腺药物。

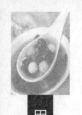

304. 有甲亢的孕妇和产妇怎样进行护理？

（1）甲亢本身容易导致孕产妇性情急躁，妊娠合并甲亢病人往往心理负担较重，担心甲亢会影响胎儿生长发育。选择服用对胎儿影响较小的抗甲状腺药，既可有效控制甲亢，又不会对胎儿发育造成影响。

（2）加强产前检查，妊娠早中期每月复诊 1 次，晚期每周 1 次，发现问题及时处理，家属应理解和关心病人，鼓励其保持平静乐观的心态。

（3）有妊娠期高血压疾病的甲亢孕妇，由于妊娠期高血压疾病可导致全身小血管痉挛，使各系统、脏器灌流减少，如处理不及时，将对母胎造成严重危害。指导孕妇左侧卧位，保证充足睡眠。对于精神紧张、焦虑病人给予镇静剂；重度子痫前期病人静脉使用硫酸镁预防抽搐和防止其发展成子痫。

（4）妊娠合并甲亢，分娩时有引发甲亢危象和心衰的可能，因此要保持房间整洁、安静、舒适、温馨环境，地面空气消毒 2 次/天；嘱病人减少活动，注意休息，预防感冒。防止口腔及肺部感染；严密观察产程进展，测脉搏、呼吸、血压 1 次/时，必要时行心电监护，分娩过程中可给予吸氧。监测胎心，床边备急救药品，注意观察有无甲状腺危象发生的先兆；胎儿娩出后腹压骤降，可用沙袋腹部加压，防止腹压下降引发心衰。

（5）妊娠甲亢孕早期首选丙基硫氧嘧啶，但要严密监测 T_3、T_4、TSH、血常规，以便随时调节药量。尽早将药物调至最小有效剂量，维持母体甲状腺激素在轻度甲亢水平。嘱病人一定按时服药，不可擅自停药、漏服；5~7 天复查 1 次白细胞总数，白细胞低于 $3×10^9$/L，应遵医嘱暂停用丙基硫氧嘧啶，并用利血生等升白细胞治疗。

（6）指导产妇加强营养，低盐、低脂、高维生素、高热量、高蛋白、易消化的清淡饮食。忌辛辣刺激性的食物，要保证足够热量和各种必需元素的供应。

305. 甲亢病人伴有心脏疾病时怎样进行护理？

（1）甲亢性心脏病病人中，多存在交感神经过度紧张，易出现兴奋、烦躁、焦虑及脾气暴躁，体内儿茶酚胺、肾上腺素水平升高，可导致冠状动脉痉挛与收缩增强，使心肌耗氧增加、缺血加重，故对待病人应多关心注意心理安慰、心理疏导，及时了解病人的心理变化，指导病人保持良好的心理状态，避免不良的精神刺激。

再有，甲亢性心脏病病人，因心力衰竭常使用利尿剂容易丢钾，加之病人往往食欲欠佳，钾摄入不足，所以容易发生低钾血症，在低血钾、高血钙的情况下更易洋地黄中毒，引起心律失常。遵医嘱定时监测血钾等电解质水平。

（2）观察肝功能指标　甲亢性心脏病病人存在肝、胃肠等消化器官淤血，部分从肝脏代谢的药物，可能加重肝损伤，导致肝功能指标的升高。

（3）病人尽量避免运动，病情较重时应卧床休息，必要时给予氧气吸入。

（4）做好病情监测　如监测心率、体重、体温等。

306. 甲亢病人伴有肝脏疾病时怎样进行护理？

有的病人服用抗甲状腺药物后，会出现肝脏损害，引起肝功能不正常；也有的甲亢病人，由于甲状腺激素增加，肝脏受到影响；还有的甲亢病人真的传染了肝炎，而使肝功能异常。不论是哪种情况引起的肝脏损害，甲亢伴有肝脏疾病的护理，大体原则都是一样的。这里着重谈病人因甲亢病本身和服用抗甲状腺药物而导致肝功能异常时的护理：

（1）做好解释工作，让病人了解甲亢伴有肝病的道理，减少思想负担，提醒病人多休息、可以有适当活动，如散步，但要避免过多或过累。

（2）给予高蛋白质、高维生素、低脂肪的饮食，避免各种刺激性食物。

（3）注意观察病人的皮肤、巩膜是否出现黄染，尿是否为茶色。

（4）观察脉搏及其他甲亢表现，注意甲亢病情是否有加重。

（5）有的病人有恶心及食欲不好。因为甲亢本身就有消耗增多，所以可将输液与进食同时进行，输液以补充热量、糖分及维生素，并可保持病人的电解质平衡。还应记录病人每日的出入量，供医疗参考。

（6）若确诊病人真的得了传染性肝炎，就要注意消化道隔离，以保护别人不致感染肝炎。

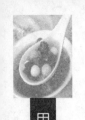 **307.** 甲亢病人在药物治疗中病情有波动时怎样进行护理？

甲亢病人用抗甲状腺药物治疗时，若平时服药不规律，或不能坚持长期按时服药，甲亢病情就有可能波动。有的病人由于有感染、外伤或有精神刺激等因素，也会使甲亢病情波动。此时的护理要点是：

（1）首先要了解病人病情波动的原因。如果是由于精神因素，则依据不同情况给予解释和安慰，并尽力为病人着想，帮助解决实际问题，使病人情绪稳定。

（2）若病人是因感染引起甲亢病情波动，则要配合医生积极进行治疗、排除病因。

（3）若任何诱因都未能找到，而只是药物治疗效果不好，则要和医生一起仔细了解病人是如何用药的，并协助指导病人如何正确用药。若效果仍不好，则要做好病人改变治疗方法（如手术或放射碘治疗）的解释工作。

（4）在还未改变治疗方法之前，仍需提醒病人按时服用抗甲状腺药物。

308. 甲亢合并周期性麻痹如何护理？

（1）严密观察病情变化　①肌力的观察，多数病人反复发作四肢对称性、弛缓性瘫痪，一般近端重于远端，下肢重于上肢，且无感觉障碍，部分病人表现为偏瘫、手足麻木。通过肌力的观察可了解病人的治疗效果。②生命体征的观察，尤其是心率和呼吸。病人严重时可发生胸闷、心悸、呼吸困难，甚至呼吸肌麻痹，心电图检查可见 ST 段下移，Q-T 间期延长，T 波倒置，异常 U 波；其次，补钾浓度过大也可导致心脏停搏，因此要严密观察，及时发现上述症状并及时处理。保持呼吸道通畅，必要时人工呼吸支持或气管切开。③尿量的观察，低钾性周期性麻痹可引起排尿困难，仔细观察病人的排尿情况和尿量，发现尿潴留及时处理，必要时插尿管并留置，解除病人的痛苦。④及时留取各种标本送检，观察血钾的恢复情况及粒细胞的改变，因抗甲亢的药物会导致粒细胞减少，引起严重感染，从而加重病情。

（2）补钾治疗　经及时有效补钾后，血钾能很快恢复正常，症状很快消失。常用的补钾方法有静脉补钾、单纯大剂量口服补钾、连续口服补钾和联合补钾。口服补钾有明显上腹部烧灼感或不适的病人可用温开水或果汁稀释，或与稀饭同服，或改用氯化钾注射液或缓释片口服以减少胃肠道刺激症状。静脉补钾浓度超过 0.6%～0.7%，不仅引起局部疼痛，而且可导致心脏停搏，因此要严密观察和局部保暖。

（3）控制甲亢　遵医嘱使用各种抗甲亢的药物，使用丙基硫氧嘧啶或甲巯咪唑时要严格按时按量给药，并及时准确遵医嘱逐渐减量，严密监测血常规及肝功能，慎防粒细胞减少和肝功能损害等不良反应发生。

（4）心理护理　甲亢病人本身由于自主神经功能紊乱，交感神经兴奋性增加，易出现紧张焦虑、烦躁不安、易怒、情绪激动。应根据病人的不同心理变化给予热情细致的护理，耐心解释疾病的发生、发展、转归以及治疗的有效性，认真回答病人提出的各种问题，使其情绪稳定，积极配合治疗，以利于康复。

（5）健康教育　甲亢病人疾病发作活跃期应积极消除诱因，避免过度劳累，注意保暖，避免大量出汗，多饮水，用以补充出汗引起的水分缺失，并适当控制过量糖类的摄入，以低糖高蛋白饮食为主，用以补充高代谢所消耗的能量。鼓励其坚持治疗，不擅自停药和减量。告知病人家中应常备补钾药物，以备紧急时使用。高温天气注意补钾和减少出汗，保持房间通风，及时增减衣物，预防感冒。饮食上注意多食用含钾丰富的食物，如橘子、香蕉等，禁止食用高糖饮食。对于重体力劳动者更应该注意补钾，因低钾性周期性麻痹多在夜间和清晨发病，因此建议病人最好和家人同住，以免紧急时求救帮助。

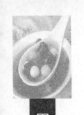 309. 如何认识甲亢合并糖尿病？

糖尿病和甲亢均为内分泌、代谢性疾病，是内分泌科门诊最常见的两大疾病，两者可同时发病也可相继出现，两者互相影响亦可加重。甲亢在 2 型糖尿病女性病人中发病率为 2.0%，男性病人中发病率为 1.1%，在 1 型糖尿病中发病率更高。

甲亢和糖尿病临床症状有很多相似之处，对先诊断为糖尿病的病人，临床上容易将大便次数增多、心动过速等归于糖尿病自主神经病变；对于经降糖药物治疗后仍消瘦的糖尿病病人仅认为是双胍类等药物所致，而想不到同时合并甲亢的可能性。凡遇确诊的糖尿病病人，经系统治疗血糖控制良好后仍消瘦、食欲旺盛、心悸、多汗时，应考虑甲亢的存在；对有性情改变、主诉较多的中年女性病人，不但要考虑糖尿病并发症和围绝经期综合征，而且还应想到甲亢的可能性。检查确诊的甲亢病人，经规范抗甲状腺药物治疗后，体重始终不上升，且乏力症状明显者，应给予常规血糖检查。对于经济条件较好的病人，一旦确诊糖尿病或甲亢时立即给予甲状腺功能或血糖检查，以便及早发现糖尿病或甲亢，及时治疗，从而减轻病人的病痛。

甲亢合并糖尿病病人，一经诊断应立即同时治疗，因两病均为消耗性疾病，故在甲亢未控制时，饮食不宜控制过严。对明显消瘦的病人即使血糖用口服药物可得到控制，也建议短期使用胰岛素治疗。降糖药物在甲亢控制后，由于其胰岛素敏感性增强，亦应及时调整剂量，以免发生低血糖。抗甲状腺药物的剂量、维持时间一般要比单纯甲亢者长 1~2 倍。

310. 甲亢所致精神障碍如何护理？

（1）一般护理　保证充分的休息，避免过度劳累。保持个人卫生清洁，督促勤换内衣勤洗澡，注意口腔卫生，预防感冒，减少皮肤感染的机会。保持室内安静、通风，室温不宜过高，以减少病人出汗，保持情绪稳定。给予营养丰富的饮食，即给予高蛋白、高脂肪、高维生素饮食，以保证摄入足够热量。

（2）常见诊断及护理　①性格改变：病人多有明显的性格改变，如焦虑、冲动、攻击、抑郁等，表现为情绪不稳定、紧张、过敏、多疑。应多关心体贴病人，多方面给予照顾，使病人消除焦虑、紧张的情绪。②躁狂或抑郁状态：躁狂状态多见于青年女性，护士应态度冷静，注意了解病人的思想，诱导病人进入安静状态，避免激惹或精神刺激。对于可能危及他人及自身安全的病人应给予安全性保护措施，必要时可使用约束带将其约束在床上。同时增加用药的剂量，使病人

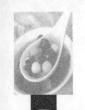

症状早日得以控制。抑郁状态多见于老年人，有表情淡漠、厌食、反应迟钝、行动困难及睡眠差等，此类病人需要关心、照顾。③幻觉或谵妄状态：幻听多为言语性、评论性，根据幻听出现的时间妥善处理，如在安静时出现，可多安排工娱活动，避免单人独处；如病人幻觉在睡前出现则尽量缩短入睡时间，制造一个良好的入睡环境，使其尽快入眠。妄想往往为被害妄想，不要在病人面前与其他人低声交谈，以免引起病人猜疑；病人因被害妄想拒食时，可让他与其他病人共同进食，必要时还可让别人先吃一口，以消除其疑虑。

（3）心理护理　①注意与病人的沟通方法，尊重病人人格，针对不同病人因人施护，多与病人交谈，了解病人思想，及时发现问题及时解决，并引导病人进行安全有益的活动，使住院生活丰富多彩，让病人安心接受治疗。②病人易激动、烦躁多虑、易怒，甚至出现幻觉、妄想等，护士应多体贴，解除其焦虑、紧张的情绪，并尽量避免精神刺激或过度兴奋，防止情绪波动。③恢复期的病人随着自制力的恢复，自卑情绪开始抬头，此时护士应帮助病人增强自信心，克服自卑心理，指导病人思考将要面对的社会、心理问题，鼓励病人重新走向社会，走上工作岗位。④甲亢病人代谢率高，消耗大，给予高蛋白、高脂肪、高维生素饮食，以保证摄入足够热量。病人有食欲亢进，应防止暴饮暴食或偷食异物。禁用浓茶、咖啡等兴奋性饮料。⑤加强精神护理，减少各种刺激，使其情绪平和。加强心理护理和卫生宣教，嘱病人定期复查。

（董亚秀）